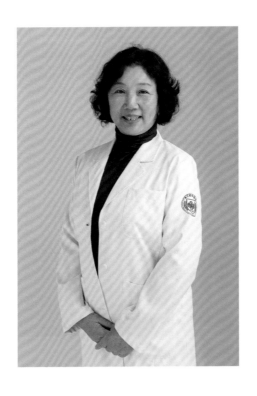

楼丽华 教授、主任医师、博士生导师。浙江省级名中医,第五批全国老中医药专家学术经验继承工作指导老师。浙江省中医院乳腺病中心创始人;国家中医药管理局乳腺病重点专科学术带头人;中华中医药学会外科分会常务委员;中华中医药学会乳腺病分会副主任委员,中医外科协作组副组长,乳痛协作组组长。曾作为访问学者赴国外学习,擅长乳房各类疑难病的中西医结合治疗和各类乳房良恶性肿瘤手术及微创手术。制订了乳房疾病的相关诊疗规范和乳房良恶性肿瘤的一系列协定方,并在全国数十家医院使用;研制了院内制剂复方仙灵脾消癥颗粒及适用于乳腺病患者的冬令进补膏方。研究方向:隐匿性乳腺癌,为各期乳腺癌制订最佳的治疗方案。对乳腺癌患者放化疗前后采取中医药治疗,可大大减轻毒副作用,增强疗效;术后采取中医巩固康复治疗,可降低癌症复发转移率,提高患者生存质量。主要成果:承担国家级、省部级、厅局级科研课题 10 余项,在国内外学术刊物上发表论文 60 余篇,出版学术著作 5 部。

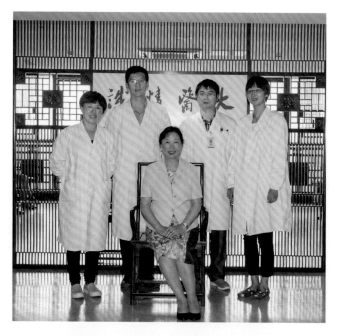

楼丽华教授与工作室成员沃立科博士、顾锡冬博士、
梁若筜副主任医师、胡袁媛主治医师合影

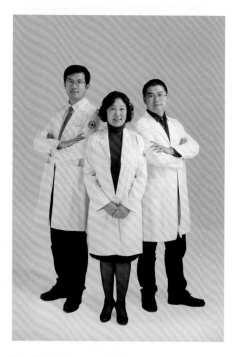

楼丽华教授与沃立科博士、顾锡冬博士合影

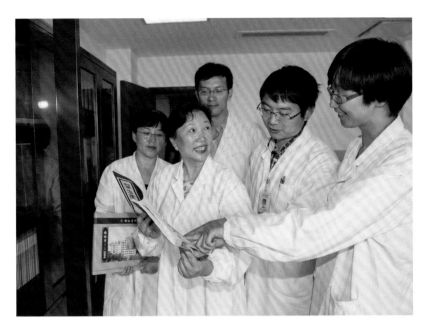

楼丽华教授与工作室成员沃立科博士、顾锡冬博士、
梁若笳副主任医师、胡袁媛主治医师探讨学术问题

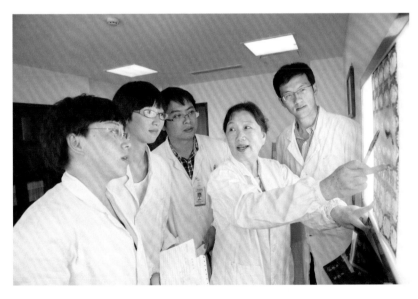

楼丽华教授指导工作室成员沃立科博士、顾锡冬博士、
梁若笳副主任医师、胡袁媛主治医师临床工作

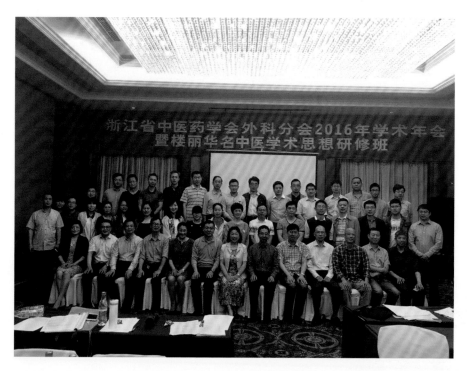

浙江省中医药学会外科分会 2016 年学术年会暨楼丽华名中医学术思想研修班合影

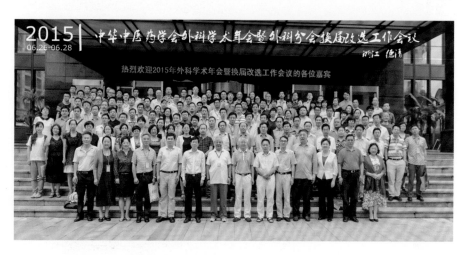

2015 年 6 月，楼丽华教授（前排右起第一位）

参加中华中医药学会外科学术年会暨外科分会换届改选工作会议

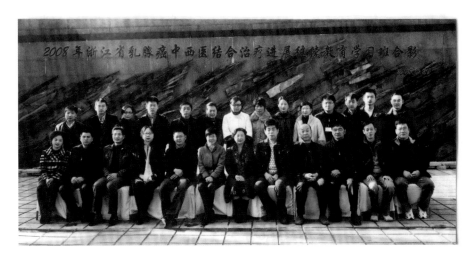

2008 年 11 月，楼丽华教授（前排左起第七位）承办并主持
浙江省乳腺癌中西医结合治疗进展继续教育学习班

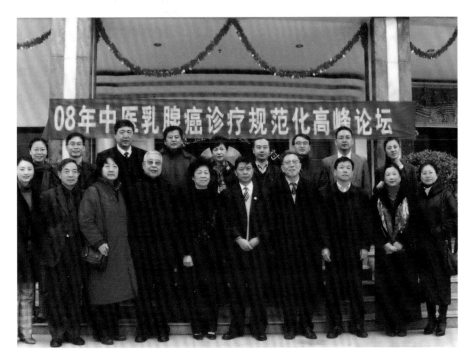

2008 年 1 月，楼丽华教授（前排右起第二位）参加中医乳腺癌诊疗规范化高峰论坛

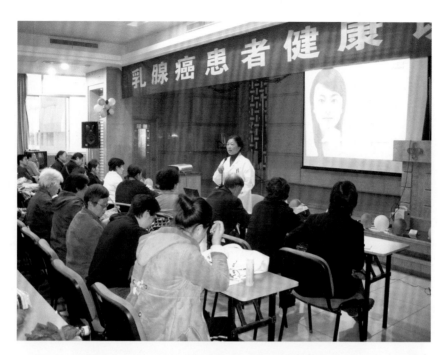

2007 年 11 月，楼丽华教授举办乳腺癌患者健康讲座（1）

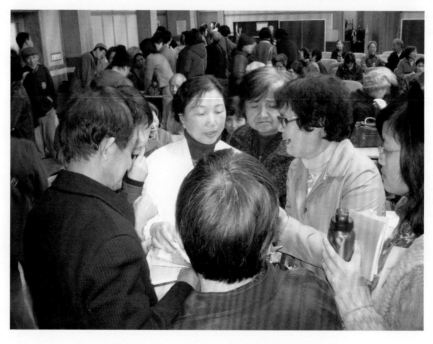

2007 年 11 月，楼丽华教授举办乳腺癌患者健康讲座（2）

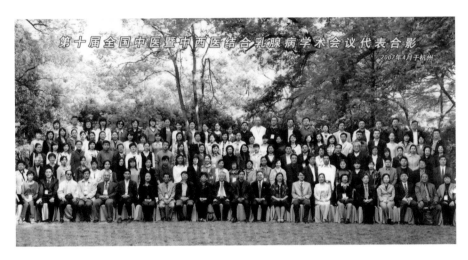

2007 年 4 月，楼丽华教授（前排右起第九位）在杭州承办

第十届全国中医暨中西医结合乳腺病学术会议并与参会人员合影

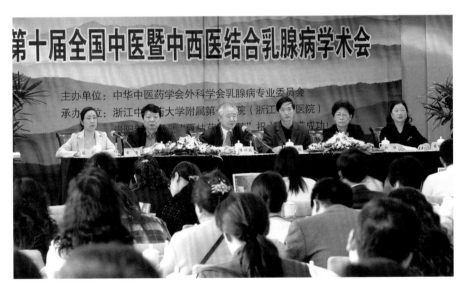

2007 年 4 月，楼丽华教授参加第十届全国中医暨中西医结合乳腺病学术会议

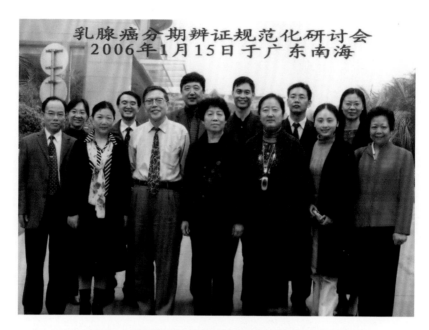

2006年1月，楼丽华教授参加乳腺病防治工作委员会

广东南海全国乳腺癌分期辨证规范化研讨会

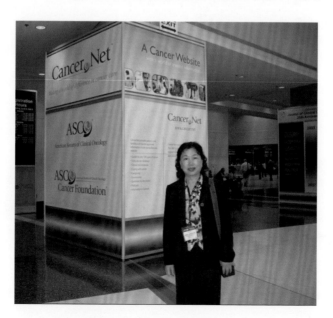

楼丽华教授参加美国临床肿瘤大会（ASCO）

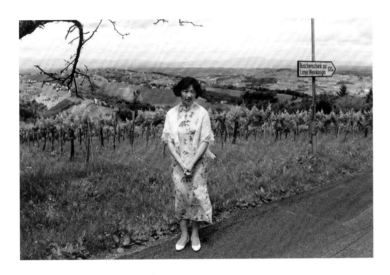

楼丽华教授国外访学

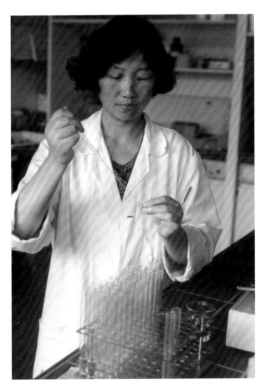

1990年，楼丽华教授在奥地利格拉茨大学医学院
临床医学院进行研究工作

本书受浙江省"楼丽华名老中医药专家传承工作室"(GZS2012009)资助

楼丽华中医乳房病学

顾锡冬　沃立科　**主编**
楼丽华　**主审**

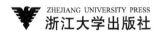

ZHEJIANG UNIVERSITY PRESS
浙江大学出版社

图书在版编目（CIP）数据

楼丽华中医乳房病学 / 顾锡冬,沃立科主编. —杭州：浙江大学出版社,2016.9(2019.3 重印)
ISBN 978-7-308-16007-0

Ⅰ.①楼… Ⅱ.①顾… ②沃… Ⅲ.①乳房疾病—中医治疗法 Ⅳ.①R271.44

中国版本图书馆 CIP 数据核字(2016)第 147743 号

楼丽华中医乳房病学

顾锡冬　沃立科　主编

责任编辑	冯其华(zupfqh@zju.edu.cn)	
责任校对	潘晶晶　金蕾	
封面设计	项梦怡	
出版发行	浙江大学出版社	
	（杭州市天目山路 148 号　邮政编码 310007）	
	（网址:http://www.zjupress.com）	
排　版	杭州金旭广告有限公司	
印　刷	浙江新华数码印务有限公司	
开　本	710mm×1000mm　1/16	
印　张	13.75	
彩　插	5	
字　数	260 千	
版印次	2016 年 9 月第 1 版　2019 年 3 月第 3 次印刷	
书　号	ISBN 978-7-308-16007-0	
定　价	48.00 元	

前　言

　　名中医学术思想及其继承历来是中医学的重要研究内容，强调继承才会有所创新。楼丽华教授从传统中医学宝库里汲取营养，并加以消化吸收，终于在中医乳房病领域开拓出了一片新的天地，成长为中医外科的名家。

　　不可否认，现代医学在乳腺疾病，尤其是乳腺癌的诊疗方面取得了巨大的成功。但是，作为中医学研究人员，除诊治乳腺癌外，还有更多的疾病留待我们去攻克。楼丽华教授是浙江中医药大学的博士生导师，第五批全国老中医药专家学术经验继承工作指导老师，是全国最早开展中医乳房病研究的专家之一。她在中医乳房病学方面进行了很多开创性的工作，尤其对于炎性乳房病，倡导"温通法"进行治疗，取得了令人惊讶的临床效果。另外，她还在急性乳腺炎、浆细胞性乳腺炎等方面进行了理论探索，提出了"表阳里阴"学说，丰富了传统的中医学理论。

　　楼丽华教授的学术思想可以概括为"四辨识病，温通治痈，三机调增，扶正抗癌"，分别在乳腺疾病的诊断、乳腺炎症性疾病、乳腺增生性疾病以及乳腺恶性肿瘤方面有着积极的指导意义。

　　鉴于此，"楼丽华名老中医药专家传承工作室"成员顾锡冬博士、沃立科博士等组成了编写委员会，通过系统梳理，将先期整理成熟的楼丽华教授治疗乳腺相关疾病的学术经验总结形成《楼丽华中医乳房病学》一书。本书有别于一般医学书，集中体现、真实反映了楼丽华教授的治疗经验。我们希望本书可以再版，以期不断更新补充临床知识和临证经验。本书可作为各级临床医生、护士、在校医学生等的医学工具书。

由于时间仓促和水平有限,本书难免有疏漏和不当之处,敬请各位同仁指正,以期再版时更正。

编者

2016 年 6 月

目　　录

第一章　楼丽华名中医学术思想总论

　　名老中医的学术经验是中医药宝库里最璀璨的精华和财富。通过学习背诵经典、临证跟师抄方、名师口传身授的方式来师承传授学习，总结整理出名老中医多年的学术经验、理论文化和技术特长，可以有效提高中医临证水平、突出培养中医杰出人才，以利于在新时代下继续发挥中医药优势。

　　楼丽华教授是浙江中医药大学附属第一医院（浙江省中医院）乳腺病中心创始人，也是全国最早开展中医乳房病研究和治疗的专家之一，是第五批全国老中医药专家学术经验继承工作指导老师；同时担任中华中医药学会中医外科协作组副组长、乳痈协作组组长，承担了全国乳痈中医诊疗方案及中医临床路径的制订工作；中华中医药学会外科分会常务委员、中华中医药学会乳腺病分会副主任委员、浙江省中医药学会外科分会主任委员、浙江省中医药学会理事。楼丽华教授于1985年创建浙江省中医院乳腺病中心，多年来收治了大量患者，在她的指导和全科同仁的努力实践下，乳腺病中心经历了从无到有、由弱变强的艰辛发展历程。中心于1998年被评为浙江省医学重点学科，2002年被评为国家中医药管理局"十五"重点专病建设项目，2007年、2012年分别被评为国家中医药管理局"十一五""十二五"重点专科建设项目。中心是浙江省抗癌协会乳腺癌专业委员会委员单位、浙江省抗癌协会肿瘤化疗专业委员会委员单位、国家药品临床研究基地,在全国乳腺病中医及中西医结合诊治领域处于领先地位。

楼师治学严谨,熟读中医经典及各家学说,但不拘泥于古,重视临床,在继承的基础上,创新中医外科学温通法治疗乳房炎症性疾病的理论,并积累了丰富的经验。楼师专注妇女乳房健康 40 余年,逐步形成代表其自身风格的学术理论体系,研发了 8 张院内协定处方和一种院内制剂,为几十万女性患者解除了苦痛,尤其在中医治疗乳腺腺病、急性乳腺炎及浆细胞性乳腺炎等方面具有丰富的临床经验。

楼师提出"四辨识病,温通治痈,三机调增,扶正抗癌"十六字的乳腺疾病诊疗原则,下面我们将分别进行讲述。

第一节　四辨识病

楼师认为,对于乳腺疾病,首先要提出全面、准确、简洁的诊断。在 40 余年的诊疗生涯中,楼师慢慢摸索出把辨证论治、辨病论治、辨体论治和辨位论治结合在一起的辩证思维。

1. 辨证论治

从《伤寒论》开始,辨证论治是中医学的两大基本特点之一,关于辨证论治的一般研究已无须赘述。然而楼师认为,乳腺疾病的辨证论治不仅仅是辨别证候,还应包括辨年龄、情感、社会遗传因素等,是在辨证的基础上对疾病的整体性把握,这样的辨证论治才是体现中医整体观的辨治思维。辨证论治是中医思维的核心,中医外科学也强调证型,乳腺病有其发生的特殊性。乳腺病是好发于青年女性的疾病,因此在辨证的同时必须考虑到女子的个性情感、社会地位,尤其是不同年龄女子的生理心理变化。《黄帝内经》描述了女性的生长发育规律:"女子七岁,肾气盛,齿更发长;二七天癸至,任脉通,太冲脉盛,月事以时下,故有子;三七肾气平均,故真牙生而长极;四七筋骨坚,发长极,身体盛壮;五七阳明脉衰,面始焦,发始堕;六七三阳脉衰于上,面皆焦,发始白;七七任脉虚,太冲脉衰少,天癸竭。""天癸"一词最早出现于《素问·上古天真论》中,是人体肾中精气充盈到一定年龄阶段时产生的一种精微物质,它关系到人体的生长发育与生殖。天癸藏于肾,并随肾气的生理消长而变化。肾气初盛,天癸亦微;肾气既盛,天癸蓄极而泌;肾气渐衰,天癸乃竭,它促使女子任脉通,太冲脉盛,月经按时来潮,可以妊娠。天癸与西医学所指的调节生殖功能的神经内分泌激素相类似。因此,天癸的充盈盛衰直接影响生殖系统靶器官——乳房的生理病理变化。但是,随着社会生活水平的提高,部分青年的发育明显偏早,同时有部分白领女性由于工作压力和生活无度,导致卵巢早衰,提前进入更年期,凡此种种,不一而足。因此,在辨证论治中特别需要注意年龄、社会地位、工作等情况。乳腺疾病的辨证论治起于辨别证候的基础,再融合不同年龄患者的生理心理差异而做出综合性判断,这样的辨证论治才符合中医整体观的辨治思维观。

2. 辨病论治

寻源溯流,辨病论治不能不谓之别格,它始终伴随着人们对疾病的认识而发展。如早在殷墟甲骨文中就可找到疟、疥、蛊、龋等 20 余种疾病名称的记载;《周礼·疡医》有创伤、骨折、疮疡等外科疾病的记载;西周《山海经》描述了痈、疽、痹、瘿、痔、疟等 38 种固定病名;春秋战国时期的《五十二病方》收录医方共 280 多个,涉及妇、儿、内、外、五官 100 多种疾病;《黄帝内经》记载有 13 首中药方剂,如乌骨丸治血枯、生铁落饮治癫狂等,确立了专病专方的论治思想;东汉时期的《神农本草经》有"常山截疟""苦楝子驱虫""黄连治痢"的记载;《伤寒杂病论》阐述了外感病与内伤杂病的诊断与治疗,将辨证论治与辨病论治融为一体,深深地影响了后世中医理论的发展;之后唐宋元明清时期的医书记载了大量的病名及对应的理法方药,其中有的详细阐释了病因病机、临床表现、发展转归、传变,且提出治疗原则,从不同角度形成了伤寒、温病等学派,并创建了内、外、妇、儿、五官、骨伤等学科。

卷帙浩繁的资料反映了古代医家具备根据具体疾病采取针对性治疗的辨病论治思想。目前的研究认为,此"病"当谓西医学所言之病,因此辨病论治发展为现代中医辨证论治理论的重要补充[1],这也是中医外科学的一大特色。

楼师深谙其道,她首先分清病与证的关系。清代名医徐灵胎言"证者,病之所见也",病统领着证,证从属于病,正所谓"先立病,后分证,乃诊疗之次第;病为纲,证为目,乃病之格局"。中医辨证注重疾病变化和演变过程中某一阶段机体整体的变化[2],抓住各种疾病症候群的不同表象,总结出普遍的规律,通过中医理论框架和治疗法则进行分析和归纳,得出辨证诊断,最后按证施治。对一些西医检查诊断未能得出阳性结果从而无法确诊的疾患,按照中医辨证论治,多可收到良好的疗效,故中医辨证又可以弥补西医无病可辨的不足,它在宏观、定性、动态研究等方面独树一帜。但是,随着现代医学的精密性发展,中医辨证因其缺乏客观指标而暴露出其局限性;西医辨病以观察机体内发病部位器官的器质性、组织学、形态学变化为重点,其重要环节是结合现代医学检验技术以判断疗效,预知疾病转归,从而提高中医"望、闻、问、切"的能力。辨病有助于提高辨证的准确性,辨证有助于辨病的具体化。

乳腺为足厥阴肝经循行部位,乳腺病虽发生于局部,但随着病情发展,必将随经络运行而影响全身,而五脏六腑气血的盛衰也经经络影响乳腺病的进退预后。因此,楼师认为,对于乳腺疾病的辨治尤其需要将辨证论治和辨病论治合二为一,把握局部和整体的关系,才能全面把握乳腺疾病的治疗过程。此外,西医辨病客观清晰,方便患者了解自己的病名病情;中医辨证准确个性,治疗效果突出。

因此,楼师在临床上坚持西医辨病、中医辨证的治疗方法。乳腺疾病是发生于人体乳房部位的疾病,其发生发展以乳房为基础,继而影响全身。因此,乳腺疾病的辨治特别需要辨病和辨证的结合,在整体与局部相结合的基础上,全面掌握乳腺疾病发生发展的规律。另外,采用西医辨病更加容易与患者交流沟通,同时应用中医中药积极治疗,可以取得事半功倍的效果。

3.辨体论治

体即体质,古代医家认为,不同体质的形成实源于人体生理功能的不平衡。[3] 早在《黄帝内经》中就记载了人群体质分类方法的理论,《灵枢·五变》中论及"粗理而肉不坚者,善病痹""五脏皆柔弱者,善病消瘅""肉不坚,腠理疏,则善病风",这些古文指的是患者素体正气不足,则外邪容易侵犯,故导致疾病易发。东汉张仲景的《伤寒论》基于阴阳学说,将人群体质划分为"三阴三阳"六个类型,即太阳体质、少阳体质、阳明体质、少阴体质、厥阴体质、太阴体质,并言及"病有发热恶寒者,发于阳也;无热恶寒者,发于阴也",其中"发于阳""发于阴"就是指发于阳盛体质和阴盛体质之人,他明确区分了六种体质和发病的关系。清朝章虚谷在《医门棒喝》中提出"邪之阴阳,随人身之阴阳而变也",指出邪气是随着体质而变化的。清朝名医薛生白的《湿热病篇》也说及外感湿热病邪"实则随阳化随燥化而归阳明,虚则随阴化随湿化而归太阴"，提出发病邪气随着机体阴阳不同而转化不同。由此可见，自古以来医家发现体质在疾病发生发展中具有重要作用，不同的体质会出现不同的疾病表现。

楼师继承创新，临床上强调辨体论治。辨体论治是以人的体质为认知对象，区分体质状态及不同体质分类的特性，把握其健康与疾病的整体要素与个体差异，进而制订治疗原则，选择相应的理、法、方、药，以达到"因人制宜"的治疗措施。[4] 乳腺疾病的诊疗规律也是如此，辨体论治是人群普遍性规律和个体化治疗的衍生和发展。[5]

辨体论治建立在对个体体质特性辨识的基础上，从而采取个性化的诊治措施。体质是人体本原的个体性质，楼师以人的体质为认知对象，将体质因素作为乳腺疾病治疗用药的考虑要素。《灵枢·五变》曰"肉不坚，腠理疏，则善病风""粗理而肉不坚者，善病痹""五脏皆柔弱者，善病消瘅"。"肉不坚，腠理疏""粗理而肉不坚""五脏皆柔弱"指的是患者素体不足，外邪容易侵犯，导致疾病容易发作。

楼师认为，只有调整机体的体质，才能使患者免遭再次患病的厄运。正如《医门法律》所谓："故凡治病者，在必求于本，或本于阴，或本于阳，知病之所由生而直取之，乃为善治。"治本是以体质的阴阳偏颇为本，再探求患者的阴阳动静、失衡的倾向性而治，具体体现在药物的种类、方剂的选择与剂量的差异上。

因此，楼师在治疗乳腺腺体增生病时，反常规而用膏方调养人体气血阴阳以图乳胀痛缓和、腺体增生消退之功。因为膏滋药就是通过辨别患者的体质，详察其阴阳虚实，同时兼顾旧疾，通过辨证制订最适合每个个体的滋补膏方，以期阴平阳秘，从而达到防病祛病之目的。[6]

4. 辨位论治

"位"是指疾病的发生部位；"辨位"主要是指从病变部位入手来辨识、诊断和把握疾病发生部位的空间结构；"论治"则根据"辨位"的结果来决定治疗疾病的范围。乳腺疾病发生于乳房和乳头，因此乳腺疾病的辨位论治主要是从病变发生于乳头或乳房入手来辨识与论治。《黄帝内经》详细地描述了女性性器官的发育、成熟、衰退的生理变化过程，其中乳房为"宗经之所"，与肝、胃二经关系最为密切，足阳明胃经贯乳中，足厥阴肝经上贯膈，布胁肋。明朝陈实功所著《外科正宗》详细论说了乳岩的病因、症状、治疗，如"夫乳病者,乳房阳明胃经所司,乳头厥阴肝经所属……厚味饮食、暴怒、肝火妄动结肝者,又郁怒伤肝,思虑伤脾,积想在心,所愿不得志者,致经络痞满,聚结成核,初如豆大,渐如棋子……日后肿如堆粟,或如覆碗,色紫气秽,渐渐溃烂,深者如岩穴,高者若泛莲,疼痛连心,出血作臭。其时五脏俱衰。回天不救,名曰乳岩。……可用清肝解郁汤或益气养荣汤……"

甚至古代医家遵从阴阳理论和经络理论,辨证为女子乳房属胃、乳头属肝;男子乳房属肾、乳头属肝。楼师临诊自成一派,对于乳腺癌,从胃着手,治拟补土养阴、补益胃气为重点;对于男性乳房异常发育症,断之以肝郁肾亏,治疗上以六味地黄丸化裁[7];对于常见病如增生症、乳腺炎等,始终秉承"脾胃为后天之本"的原则,处处顾护胃气,受益良多;对于乳头疾病,先以疏肝理气化解郁结之气,如乳头局部溃烂等,通过西医理化检测方法排除恶性肿瘤后,酌添玫瑰花、佛手、八月札、柴胡、白芍以柔肝理气通络,效果出奇制胜。

（梁若茹　顾锡冬）

第二节　温通治痈

乳痈是由热毒侵入乳房而引起的急性化脓性疾病,广义上可以包括现代医学的浆细胞性乳腺炎、急慢性乳腺炎、乳房脓肿、乳房结核等炎性病变。目前一般特指急性乳腺炎,常发生于产后尚未满月的哺乳期妇女,以初产妇多见,绝大多数发生于产后3～4周的哺乳期妇女,且初产妇的发病率比经产妇略高1倍。主要临床表现有高热、寒战,及患侧乳房红肿热痛;脓肿形成时局部有波动感;白细胞计数增高。该病一旦发生,病情发展迅速,极易化脓;严重者可并发全身化脓性感染。哺乳期患者刚刚发生人生角色的转换,心理尚未得到充足的锻炼和转化,难以忍受乳腺炎的疼痛,无法继续哺乳,而家庭需要乳母早日康复,治疗期间疗效要快,对乳汁质量的影响要小。现代医学对乳痈的治疗方法以消炎为主,但是往往会造成乳汁淤积加重,无异于饮鸩止渴,无法取得满意的疗效。因此,开展中医药治疗乳痈病的临床研究尤为重要。

现代医学认为急性乳腺炎的发生,外因是细菌入侵,内因是乳汁蓄积。[8]本病多因产后抵抗力下降，乳头破损、皲裂，或细菌直接沿淋巴管、乳管侵入乳房，继发感染而成。而乳汁是理想的培养基，乳汁淤积更有利于入侵细菌的生长繁殖。中医学认为乳痈多因妇人新产，气血暴伤，肝失所养，疏泄失畅，或暴怒忧郁，肝郁气滞，以及产后妄用膏粱厚味进补，运化失司，湿热蕴结，肝郁胃热，致乳络不通，日久肉腐成脓。[9]正如《外科正宗》所载："乳房阳明经所司，乳头厥阴肝经所属。乳子之母，不能调养，以致胃汁浊而壅滞为脓。又有忧郁伤肝，肝气滞而结肿……厚味饮食，暴怒肝火妄动结肿。"再加上产妇乳汁量多，乳头先天内缩畸形，乳络不畅或断乳不当等，均可致乳汁淤滞不得出，壅积不散，化火酿脓，形成乳痈。而乳头破碎，邪毒外侵，致气血壅滞亦可变生乳痈。由此可见，肝郁胃热、乳汁淤积、感染邪毒为乳痈发生的主要原因。但是，楼师有不同见解[10]，她认为乳痈发病虽有局部红肿热痛、全身发热等一派热象，但其为表象；治疗乳痈必求其病之本。高秉钧在《疡科心得集·辨乳痈乳疽论》中云："况乳本血化，不能漏泄，遂结实肿，乳性清寒，又加凉药，则肿硬者难溃脓，溃脓者难收口矣。"因此，阴证为乳痈之本。王洪绪在《外科证治全生集·痈疽总论》中云"世人但知一概清火而解毒，殊不知毒即是寒，解寒而毒自化，清火而毒愈凝。然毒之化必由脓，脓之来必由气血，气血之化，必由温也，岂可凉乎"，提出了温化治痈的法则。清朝张山雷在《疡科纲要》中曰"外疡非无寒病也。天寒则水泽腹坚，人血凝涩，留著不行，壅而为疡，理有固然，无足怪者。然而疡病之寒，只是阳凝之气，袭于络脉，非脏腑之真寒可比，故治寒之剂，温经宣络，疏而通之"，详尽阐释了温法治疡的方法。

基于历代医家对乳痈病的发病机制有两种截然不同的认识，如果从乳痈红肿热痛的表征出发，认为乳痈之所成，乃乳汁及其他分泌物瘀滞乳络，兼外感邪气，邪正相争于乳房，则出现红肿热痛，施以清热解毒的寒凉中药治疗，如全瓜蒌汤、瓜蒌牛蒡汤、牛黄消炎丸等，多取苦寒败火之药，如蒲公英、夏枯草、鬼针草、败酱草、牛蒡子等，但效果往往不尽如人意。就疾病发展规律来说，急性期持续短暂，乳痈迅速进入化脓期或慢性期，病程绵长，脓量多质稀薄，伴创面破溃不愈、局部皮肤色黯，全身体温不高。自古医家有云"产后一盆冰"，因此还有"温通散结"为要旨的截然相反方法，代表方有白丁香散、阳和汤，以及将南星姜汁与酒调匀，敷于患处等，常用温通化痰之药如白丁香、胆南星、姜汁等。

《内经》云:"必伏其所主,而先其所因。"先其所因者,治本求本也。是故病异而本同者,可异病同治,病同而本异者,则同病异治,乳痈因于寒凝阻滞而用阳和汤属之。楼师以温通法治疗乳痈病的学术思想受启于明清时代中医外科学大家的理论集成,剑走偏锋,提出了"表阳里阴"的病机,秉承治则"宜热而不宜凉,宜通而不宜塞",确立了以阳和汤为主要成分的"乳腺四号方",采用温通法治疗急性乳腺炎。"温"是指用温阳的药物来治疗"红肿热痛"的阳热证;"通"是指乳络,加用通络之属,突破了传统中医关于阳和汤"阴虚有热及破溃日久者,不可沾唇"的理论。[11]

虽然患者全身表现为畏寒发热、脉数、舌红苔腻等一派热象,伴乳房局部出现红肿热痛,从中医辨证上来说应属阳和汤的严格禁忌证,但在临床上治疗有效率可高达95%,内治加外治,简便易行,甚至可以做到辨病不辨证。楼师进一步从理论、临床各个角度钻研,其40余年的临床资料数据充分证明该方法的作用大大优于清热法和抗生素疗法。

温通法治疗急性乳腺炎发端于明清,成熟于楼师的"温通治痈"理论。温通法中药口服配合穿刺抽脓和清凉膏外敷,多样化的手段使中医治疗哺乳期乳痈具有更多的优势。本法方法简单,疗程较短,见效快;无须住院,可行门诊治疗,并利于哺乳;使患者免受手术痛苦,治愈后乳房外观无改变;此外治疗费用低,非常值得推广应用。

浆细胞性乳腺炎亦是临床常见病之一。浆细胞性乳腺炎是一种多种原因导致乳腺导管上皮不规则增生扩张、浆细胞浸润为病变基础的慢性非细菌性感染的乳腺化脓性疾病。其特点是以30~40岁非哺乳期和绝经期妇女多见,大多数伴有先天性乳头凹陷。发病缓慢,常有乳头凹陷或溢液,初起肿块多位于乳晕部,个别患者有乳房红肿热痛;易化脓溃破,流出的脓液中夹有白色臭味的脂质样物质,病位较深,溃口久不收敛,形成复杂性瘘管,经久难愈,全身炎症反应较轻。本病复发率高,对乳房的毁损率高,会给患者的心理及家庭带来严重的打击。

西医学认为,浆细胞性乳腺炎的病因常见于以下几种:乳头内陷畸形或发育不良;哺乳期乳汁潴留或哺乳困难;炎症、外伤及乳晕区手术等累及乳管;乳房退行性变致乳管肌上皮细胞退化而收缩无力;吸烟;自身免疫性疾病等。

本病属中医学"粉刺性乳痈"范畴。楼师认为,本病的发生发展是一个本虚标实的过程,正气内虚是本病的根本,阳气虚弱、寒凝毒滞更是其重要的病理机制,与肝、胃两经密切相关,病证总属阴证。浆细胞性乳腺炎多伴有先天性乳头凹陷畸形,女子以血为本,各种炎性乳房病的病理产物如脓液、渗出液皆为气血所化,久则气随血耗,阳气不足则寒凝痰滞甚,病更不能愈,从而形成新的恶性循环;女子乳头属肝,乳房属胃,患者又因情志不遂,肝气郁结,气机运行不畅,肝气犯脾,运化失职,脾失健运,中虚胃寒,复因肝郁气滞,气滞血瘀,寒痰血瘀交阻成块;郁久化热,蒸酿肉腐而成脓肿,溃后成瘘;亦有因气郁化火,迫血妄行,而成乳衄。本病病程较长,在急性炎症期虽多表现为局部红肿热痛、化脓,或伴全身恶寒发热,呈现出一派阳热之象,但在脓肿切开引流后,热象很快消退,而创面却久不愈合,反复溃破,属阴证为主。

楼师通过多年的摸索,在治疗上提出了独到的见解,即以温通大法贯穿始末。温通法是以温阳、通阳之功,达温散、温消、温通为目的的治法。"温"能散寒,寒去则血脉、乳络自通。楼师认为,本类疾病为阴证,滥用清热解毒之要药易致气血凝滞,乳络收引,肿块欲消不消、欲脓不脓,形成僵块,故以温法治之为要。"通"者以散寒通滞消块也,通则不痛,通则无瘀,无瘀则无以成肿化脓成瘘,可酌加活血散结之品。《素问·调经论篇》曰:"血气者,喜温而恶寒,寒则泣而不能流,温则消而去之。"高秉钧在《疡科心得集·辨乳痈乳疽论》中云:"况乳本血化,不能漏泄,遂结实肿,乳性清寒,又加凉药,则肿硬者难溃脓,溃脓者难收口矣。"王洪绪在《外科证治全生集·痈疽总论》中指出:"世人但知一概清火而解毒,殊不知毒即是寒,解寒而毒自化,清火而毒愈凝。然毒之化必由脓,脓之来必由气血,气血之化,必由温也,岂可凉乎?"方用温补和阳、散寒通滞、补而不滞、温而不燥的阳和汤加减,全方由熟地、麻黄、鹿角胶、白芥子、炮姜、穿山甲、皂角刺、甘草等药物组成。熟地得麻黄则不黏滞,不仅能滋阴补血,填精补髓,并能通血脉,温肌肤;麻黄温通发散,气味清轻,外可宣透皮毛腠理,内可深入积痰凝血,得熟地则通络而不发表;鹿角片补血益精、温肾助阳,得补阴之熟地而供其生化,熟地得补阳之鹿角片更有生化之机,即"阳无阴则无以生,阴无阳则无以化"之意;炮姜温肌肉,入营血;白芥子善祛皮里膜外之痰,能祛寒湿痰邪;路路通祛风通络;穿山甲、皂角刺消肿排脓,使脓未成者消散,已成脓者速溃;甘草不特协和诸药,且赖其为九土之精英,百毒遇土者化耳。全方组成温阳通络,化痰散结,每获良效。楼师在 40 余年的医疗实践中,使用阳和汤配伍路路通、王不留行、穿山甲等通乳药治疗各期浆细胞性乳腺炎,取得显著的疗效。

长期的实践证明,此方既能治疗虚寒型的慢性炎症,也能治疗实热型的急性乳腺炎症。若在成脓或溃后期滥用清热解毒之药或抗生素类,则不但不能使炎症消退,反而会因药物的寒凉作用而导致气血凝滞,乳络收引,乳汁排泄不畅,局部炎症组织机化,肿块欲消不消、欲脓不脓,形成僵块。

因此,楼师认为本病病根在于乳管,她总结阳和汤的应用应贯穿于急性浆细胞性乳腺炎的初起、成脓、溃后等各个阶段,包括手术前后。如术前使用,待温通法控制炎症后,病灶明显缩小,方行手术清除病灶并行一期缝合。此法不仅可缩小乳房切除范围,而且最大可能保全乳房的外观,更是大大减轻患者在治疗过程中所承受的痛苦,且术后复发率低。术后使用,促进创口愈合,为创口的一期愈合保驾护航,并降低术后复发率。另外,外治法亦是治疗浆细胞性乳腺炎的一大法宝。对于局部红肿热痛者,可配合楼师自制清凉膏外敷;对于成脓者,配合 B 超引导或定位下的脓肿细针穿刺以加速脓腔消散;对于瘘管形成者,配合药线引流,促使坏死组织排出而使病灶局限。

(梁若茹　顾锡冬)

第三节　三机调增

乳房是随月经周期性激素水平改变而不断发生周期性变化的器官。乳腺增生病是指乳腺小叶、乳腺导管、纤维组织、腺泡上皮的单项或多项良性增生,主要临床特点是多发性乳房肿块并伴以周期性加重的乳房胀痛。国内报道本病的发病率在 10% 左右,好发于 30～50 岁妇女,成年女性发病率以每年 2.7 倍的速度递增,男性亦有发生。目前认为该病与内分泌失调密切相关,尤其是卵巢功能失调有关,与此同时,工作环境及生活条件、人际关系造成的精神因素等亦影响人体的内分泌系统功能,导致某一种或几种激素的分泌出现异常,以黄体生成素(luteinizing hormone,LH)分泌减少较为突出,雌激素相对增多。

西医学理论认为,乳腺是由多种内分泌激素作用的靶器官,尤以垂体促性腺激素(pituitary gonadotropin)对乳腺的影响最大。资料显示,乳腺增生患者在黄体期时,雌二醇(estradiol,E_2)水平显著高于正常妇女,黄体酮(progesterone,P)水平偏低于正常妇女,黄体期P/E_2比值明显低于正常妇女,提示存在着黄体功能不足的问题。李静蔚等[12]从乳腺增生病病理分型与血管生成关系的研究发现,该病血管内皮细胞生长因子(vascular endothelial growth factor,VEGF)、碱性成纤维细胞生长因子(basic fibroblast growth factor,bFGF)表达与病理分级存在相关性($P<0.101$),其表达强度随乳腺组织增生程度的增加而增强,即乳腺增生组织增生血管活性由一般增生→Ⅰ级非典型增生→Ⅱ级非典型增生→Ⅲ级非典型增生,逐渐增高。

乳腺增生病在中医学中属"乳癖"范畴,最早在《华氏中藏经》中就记载了此病名。《素问·五常政大论》谓"备化之纪……其病痞""卑监之纪,其病留满痞塞",描述了该病的成因。隋朝巢元方在《诸病源候论》中称其为"乳中结核",并描述了该病的临床症状。明朝陈实功在《外科正宗》中做了详尽描述"乳癖乃乳肿结核,形如丸卵,或坠垂作痛,或不作痛,皮色不变,其核随喜怒消长。多由思虑伤脾,恼怒伤肝,郁结而成",阐释了该病的病机和发病规律。

乳癖病的常见病因有两个,即肝郁气滞和气血周流不畅。明朝陈实功在《外科正宗》中记载"忧郁伤肝,思虑伤脾,积想在心,所愿不得志者,至经络痞涩,聚结成核,初如豆大,渐若棋子",提到了肝气不畅会引起乳癖病的发生。《外证医案汇编》云:"乳症,皆云肝脾郁结,则为癖核。"从经络循行途径看,足厥阴肝脉,上贯膈,布胁肋。《素问·举痛论》曰"百病皆生于气",肝主疏泄,调畅气机,性喜条达而恶抑郁,肝失条达,气机不畅,气郁则癖。清朝王清任认为:"气无形不能结块,结块者,必有形之血也。"因此,气血周流以畅为通,七情拂郁,气滞不舒,经脉阻塞不通,肝气横逆犯胃,脾失健运,运化失司,痰浊内生,气滞血瘀挟痰聚结为核,循经蕴结于乳房胃络,故形成乳房肿块,不通则痛而引起乳房疼痛;另外,乳房与肝肾二经关系密切,肝肾不足、冲任失调也是引起乳癖的重要因素。北宋《圣济总录》记载有"妇人以冲任为本,若失于将理,冲任不和,阳明经热,或风邪所客,则气壅不散,结聚乳间,或硬或肿,疼痛有核",明确提出了冲任不和可引起乳癖疾病。肾为五脏之本,肾气涵养天癸,天癸激勉冲任,冲任上连乳房,下起胞宫,冲任之气血上行为乳,下行为经。若肾气不足、冲任失调,则气滞血瘀结聚于乳房、胞宫,或可致乳房疼痛而结块,或伴月事紊乱而失调。

此外,乳房与脾胃在生理结构上密切相关。从经络循行路线图看,脾之大络,名曰大包,出渊腋下三寸,布胸胁;胃之大络,名虚里,贯膈络肺,出于左乳下,起动应衣。脾胃之大络,皆布于胸中;足太阴脾经,络胃,上膈。《类证治裁》记载"乳症多主肝胃心脾,以乳头属肝经,乳房属足阳明胃经""脾胃经脉布于两乳",佐证了乳癖病与脾、胃相关。由此可见,乳房是脾胃经、肝经之大络循行处。若生理功能失常后,肝失疏泄,脾失健运,则会出现对应经络气血淤滞,在循经部位出现乳房疼痛、肿块等症状。楼师观察到,随着现代社会经济的发展,患者常饮食不慎,偏爱肥甘厚腻。因此,她根据自己多年的临床经验,提出了第三个病因,即痰凝互结。脾主运化,脾主升清,脾具有将水谷转化为精微,吸收后运输再传播全身的功能。若脏腑功能失调,则出现脾运化失健,导致津液无法正常敷布,从而痰湿内生,湿性重着黏滞,阻于经络,粘连凝滞难去,则气、湿、瘀、痰阻于乳络而成乳癖;经络之气,不通则痛,故乳房疼痛;经络水湿浸渍,故双乳水肿、沉重。

乳癖的发病与肝、脾、胃、冲任有密切关系。乳腺增生病以肝郁气滞、冲任失调、痰瘀互结这三种病机最为常见,临床上往往是三种病机合而为病,并随个体差异而各有侧重,故施治处方时首先要兼顾这三种病机,再根据其病机侧重加减用药。如常用广郁金、制香附、柴胡、佛手疏肝理气通络,茯苓、白术健脾燥湿化痰,莪术、三棱破血逐瘀散结,仙灵脾、仙茅温补肾阳以调和冲任。多年的研究表明,三机并调治疗乳腺增生病的方法有调节患者体内性激素水平的功效[13],使乳腺增生病患者体内的性激素变化水平达到或接近正常人群水平。药理研究证实,疏肝理气活血中药可降低雌激素绝对值,促进雌激素在肝脏中代谢,抑制催乳素分泌,调整垂体生长素与黄体酮的不足,改善机体血液循环,降低血液黏稠度,抑制组织内单胺氧化酶活力,抑制胶原纤维合成,从而促使乳腺增生的肿块及纤维被吸收。

另外,经济的高速发展,给人们的工作、生活带来了巨大改变,影响了心境,容易出现各种精神或情绪改变,这些都是乳癖形成的重要因素。正如明朝《寿世保元》云:"妇人乳岩……初便宜服疏气行血之药,亦须情思如意则可愈。"楼师强调临床上除药物治疗外,在处方中多加入广郁金、制香附、柴胡、佛手、丹参、桃仁、红花以及四物汤等行气活血之品,同时重视心理疏导、情志调节等协同药物治疗达到巩固临床的重要举措。

(梁若茹　顾锡冬)

第四节　扶正抗癌

乳腺癌是女性最常见的恶性肿瘤之一,尤其是晚期乳腺癌,老年女性患者和复发转移后的患者会对化疗产生耐受性或无法耐受,且治疗手段局限,给患者及其家庭带来绝望和痛苦。

楼师专注妇女乳房健康 40 余年,对于老年晚期乳腺癌不愿行手术和复发转移后失去手术机会的患者,使用中药延长了她们的生存时间。

明朝《景岳全书》云:"凡脾肾不足及虚弱失调之人,多有积聚之病。"通过文献,楼师明确了乳腺癌的病因病机:正气不足,情志失调,肝气郁结,冲任失调,毒热蕴结。楼师认为,乳腺癌其病本虚而标实,疾病的发生发展就是一个因虚致实、因实更虚、虚实夹杂的过程。

乳腺癌是虚实夹杂的恶性疾病,整体属正气虚损,局部为邪实阻滞。虽行彻底手术切除配合淋巴清扫、放化疗,但屡屡多见复发和转移的可能,且术后正气受损,脏腑之气更虚,虽行手术切除大体标本,但仍有肉眼不可见的癌毒残留和放化疗产生的药毒,以及体内阴阳气血津液平衡异常产生的痰、淤、湿、浊等毒邪。故乳腺癌术后辨证"正虚、邪滞均为本",祛邪不忘扶正,即调理内脏气血津液,正所谓"正气存内,邪不可干",正气的盛衰影响着人体疾病的向愈。所谓正气,是指人体脏腑功能(抗邪能力及康复能力)的正常,包括脾胃滋养全身的功能,肾中精气调节全身阴阳的能力,卫气的护卫肌表和驱邪外出的能力,经络系统调节机体平衡的生理功能等[14],而"邪之所凑,其气必虚",当正气虚弱无力抗邪时,邪气得以侵袭人体而发病。这句话强调了正气的重要性,正气不足是产生疾病的根本原因。

乳腺癌辨位论治发生于足厥阴肝经循经部位之乳房,但是内脏外腑密切相关,治疗上需注重内外合治。扶正方法常见为补益气血、滋补肝肾、益气健脾等,并根据治疗的不同时期,参考患者的肿瘤性质、病程长短、体质强弱、手术和化疗方案来判断扶正和祛邪的力量轻重。楼师考虑到患者反复手术放化疗等治疗手段实施后,气血大损,日久损及阳气,但同时脾胃之气亦虚,故以天天汤药灌服恐难以耐受,治疗上用对证膏方徐徐调治。膏方并非传统意义上的单纯补剂,而包含着"扶正祛邪""救偏却病"的双重作用。楼师通过四辨识病,分清主次,明辨阴阳虚实,兼顾旧疾,精准辨证施治,治疗上调治并行,寓治于补,以期阴阳平衡、气血畅达、寒热平调,能有效缓解经前乳房胀痛,并达到扶正祛邪之目的。正所谓王道贵在均衡平和也,才能收补益兼以祛邪之功。

总之,正气的盛衰决定着人体疾病的向愈。楼师认为,正是人体内正气功能的衰弱,无力抵抗外邪而导致肿瘤的发生;对于经过手术放化疗等治疗的患者,祛邪有余,而体内正气更衰。因此对于肿瘤患者,楼师特别强调扶益正气。对于乳腺癌患者的扶正,楼师也更多地发现患者多有纳呆、力乏、面色无华、大便溏薄或便秘、乳腺癌术后的局部水肿、苔厚腻等表现,皆属脾胃虚弱之象,因此在遣方用药中,扶正抗癌的核心在于补益脾胃,以参苓白术散为底加减化裁居多以健脾运脾。

另外,即使有部分患者脾胃气虚之象不甚明显,楼师也坚持在辨证论治的同时,时时顾护胃气。所谓上工治未病,楼师认为脾胃为后天之本,脾胃有虚当补,脾胃未虚更当防。只有后天生化之源得健,其他疾病才有向愈可言,治疗上必须适当加用白扁豆衣、白术、神曲之属。

(梁若茹　顾锡冬)

【参考文献】

[1]王洪永,毕京峰.中医辨证与辨病论治的思考[J].长春中医药大学学报,2009,25(4):475-476.

[2]仝小林.论症、证、病结合辨治模式在临床中的应用[J].中医杂志,2010,51(4):300-303.

[3]赵进喜,李靖,王世东,等.体质"从化"理论与糖尿病及其并发症辨证论治思路[J].世界中医药,2006,1(1):11-13.

[4]王琦.论辨体论治的科学意义及其应用[J].浙江中医药大学学报,2006,30(2):130-133.

[5]钱彦方.治病求本应注重辨体论治[J].中国中医基础医学杂志,2006,12(2):94-96.

[6]王慧萍,楼丽华.楼丽华应用膏方治疗乳腺增生病经验[J].浙江中西医结合杂志,2009,19(6):355-356.

[7]陈英,楼丽华.疏肝温肾法治疗男性乳房发育症87例[J].浙江中医

学院学报,1996(4):17.

[8]阙华发,王荣初."以通为用"论治乳痈研究探讨[J].中医研究,2000,13(5):10-11.

[9]程亦勤.唐汉钧治疗粉刺性乳痈经验[J].山东中医杂志,2005,24(7):437-439.

[10]丁嫦英,赵虹.楼丽华教授治疗乳痈经验[J].内蒙古中医药,2010,29(23):46-47.

[11]楼丽华,张勤,赵虹,等.中药配合穿刺治疗急性脓肿期乳腺炎31例[J].中国中西医结合外科杂志,2009,15(4):411-412.

[12]宋爱莉,李静蔚,刘晓菲,等.乳腺增生病与血管生成因子表达关系的临床研究[J].中国普通外科杂志,2005,14(4):277-280.

[13]沃兴德,楼丽华,李万里,等.乳腺康对乳腺增生病患者垂体-性腺激素周期节律的影响[J].中国中西医结合杂志,1996(10):600-603.

[14]何若苹,徐光星,顾锡冬.何任教授扶正祛邪思想研究[J].天津中医药,2009,26(4):268-270.

第二章　乳房炎症性疾病

楼丽华中医乳房病学

乳房炎症性疾病是乳房疾病中的常见病和多发病。本章重点讲述其中的急性乳腺炎和浆细胞性乳腺炎。在讲述浆细胞性乳腺炎的同时,简略介绍慢性肉芽肿性乳腺炎。急性乳腺炎常发生于哺乳期女性,失治或误治往往会导致疾病进展,从而发生乳房部蜂窝织炎、乳房深部脓肿,继而发生乳漏。浆细胞性乳腺炎是一种特殊类型的乳房炎症性疾病,病变部位在导管;与慢性肉芽肿性乳腺炎区别正是在于病变部位,慢性肉芽肿性乳腺炎病变在小叶。两者初始均为无菌性炎症,因此抗感染治疗效果均不佳。

楼师长期致力于炎性乳房病的临床和基础研究,在临床上倡导"温通治痈",即采用温通的方法治疗乳房炎症性疾病,且实践证明此治疗方法效果显著。

第一节　急性乳腺炎

急性乳腺炎是乳腺的急性化脓性感染,好发于哺乳期初产妇,且往往发生在产后 3～4 周。本病发生在哺乳期,名"外吹乳痈";发生在妊娠期,名"内吹乳痈"。乳汁排出不畅是导致本病的直接原因。临床上乳汁培养和脓培养均提示本病的致病菌多为金黄色葡萄球菌、链球菌等革兰阳性球菌,并且全线耐药。[1]

【病因病机】

中医学认为,乳痈多因妇人新产,气血亏虚,肝失所养,乳汁疏泄不畅,或暴怒忧郁,肝郁气滞,以及产后膏粱厚味,运化失司,湿热蕴结,肝胃不和,积聚而成痈肿。隋朝巢元方在《诸病源候论·卷四十·妇人杂病诸候四》中曰:"劳伤血气,其脉虚,腠理虚,寒客于经络,寒搏于血,则血涩不通,其气又归之,气机不散,故结聚成痈……"

另外,有医家指出不正确的哺乳习惯也可导致乳痈。宋朝陈自明在《妇人大全良方》中曰:"产后吹奶者,因儿吃奶之次,儿忽自睡,呼气不通,乳不时泄,蓄积在内,遂成肿硬……若不急治,肿甚成痈。"

妇人产后调息及情志因素在乳痈的发生过程中亦占有重要地位。《普济方·妇人诸疾门·乳痈附论》曰:"产后发乳痈者,此乳道蓄积不去,因气逆而结成也。"

概括其病因病机主要有:

(1)乳汁淤积　初产妇乳头破碎,或乳头畸形、内陷影响哺乳,或哺乳方法不当,或乳汁多而少饮,或断乳不当等原因导致乳汁淤积,与气血相搏,蕴积生热,热盛肉腐,成脓成痈。

(2)感受外邪　外感六淫是产生乳痈的主要病因。产妇体虚汗出受风或露胸乳子,感受风邪;或乳儿含乳而睡,口气焮热,热入母乳;或平素劳伤气血,阳明经弱,风寒外邪客于阳明,均可使乳络淤滞不通,外邪与气血搏结,蕴结化热,肉败为脓。

(3)肝郁胃热　女子乳头属足厥阴肝经,肝主疏泄,能调节乳汁的分泌;乳房属足阴明胃经,乳汁为气血所化,源于脾胃。妇人或因情志内伤,肝气不舒,厥阴之气不行而失于疏泄,以致乳汁蓄积,日久化热酿脓,胃热壅滞,经络阻塞,气血凝滞,邪热蕴结而成肿块,郁久热盛肉腐而成脓,发为乳痈。

【诊断依据】

1.临床表现

(1)患侧乳房明显增大,伴有红肿热痛,局部皮肤有发红、发紫、发亮可能。

（2）患侧乳房局部往往可及大小不等肿块，多为单发，亦有多发肿块，触之疼痛；肿块边界不清，后期可边界清楚；部分患者出现化脓而有波动感，触之"应指"。

（3）患侧乳房局部皮肤温度升高。

（4）乳头往往有破裂，或部分患者有先天乳头凹陷。

（5）乳汁排出欠畅，乳汁量可有减少趋势。

（6）往往伴有急性病容，体温升高至 38.5℃ 以上，脸色绯红，呼吸加快，脉率增快。

2.实验室检查

（1）血常规检查　白细胞计数及中性粒细胞计数是急性化脓性感染最常见的敏感指标，白细胞计数及中性粒细胞计数升高提示急性化脓性感染可能，在 $15 \times 10^9/L$ 以上时需要特别注意。

（2）C 反应蛋白（C reactive protein，CRP）检测　CRP 检测在细菌性感染疾病诊断中具有重要的临床意义，类似白细胞计数，且更敏感，结果稳定。CRP 可在数小时内迅速增高，并随病情好转而迅速下降至正常。

（3）细菌培养＋药敏试验　对患者乳汁或脓液进行细菌培养及药物敏感度测定，根据结果指导临床抗生素应用，同时其结果对是否继续哺乳具有重要参考价值。体温高于 39℃ 者可同时行血培养和药敏试验。

（4）降钙素原（procalcitonin，PCT）测定　PCT 反映了全身炎症反应的活跃程度，当严重细菌、真菌、寄生虫感染以及脓毒血症时，其在血浆中的水平升高，局部有限的细菌感染、轻微感染和慢性炎症不会导致其升高。PCT 测定有助于判断病变程度。

3.辅助检查

B 超检查：观察患侧乳房内有无肿块、肿块大小及回声性质，以判断肿块性质和是否成脓等。

【诊断规范】

诊断依据参照 2010 年国家中医药管理局发布的《22 个专业 95 个病种中医诊疗方案》。

（1）初期乳房内有疼痛性肿块，皮肤不红或微红，排乳不畅，可有乳头破裂、糜烂。化脓时乳房肿痛加重,肿块变软,有应指感;溃破或切开引流后,肿痛减轻。如脓液流出不畅,肿痛不消,可有传囊之变。溃后不收口,渗流乳汁或脓液,可形成乳漏。

(2)多有恶寒发热、头痛、周身不适等症。

(3)患侧腋下可有淋巴结肿大疼痛。

(4)患者多数为哺乳期妇女,尤以未满月的初产妇为多见。

(5)血白细胞总数及中性粒细胞计数增高。

【鉴别诊断】

急性乳腺炎需与炎性乳腺癌和浆细胞性乳腺炎相鉴别。

1. 炎性乳腺癌

(1)急性乳腺炎和炎性乳腺癌虽均可见乳房部红肿热痛等炎症样表现,但前者皮肤颜色为鲜红色,而后者皮肤颜色为暗红色或紫红色。

(2)两者均可能有腋下淋巴结肿大,但急性乳腺炎的腋下淋巴结相对柔软,与周围组织无粘连,推之活动性好,伴有压痛;炎性乳腺癌的腋下淋巴结肿大而质硬,与皮肤及周围组织粘连,用手推之不活动,一般无压痛。

(3)急性乳腺炎全身炎症反应明显,病程短,短期内可化脓,抗感染治疗有效,预后好;炎性乳腺癌通常无明显全身炎症反应,病情凶险,一般不化脓,抗感染治疗无效,预后差。

2. 浆细胞性乳腺炎

浆细胞性乳腺炎一般发生于非哺乳期妇女,急性乳腺炎以哺乳期初产妇女多见。前者起病缓慢,病程长,全身症状较轻;后者发病迅速,病程短,全身症状明显。两者均可形成脓肿,但浆细胞性乳腺炎脓肿反复多发,脓液中常伴有豆腐渣样物质。

【辨证论治】

1. 乳汁淤滞期

证候:患侧乳房肿胀疼痛,乳头常有皲裂,哺乳时乳头刺痛,并出现硬块(或无硬块),乳汁排出不畅,乳房局部肿胀疼痛,皮肤颜色不红或微红,伴有发热、寒战、头痛骨楚、食欲不振等全身症状。舌红,苔薄黄,脉弦数。

治法:温散通乳。

方药:阳和汤(《外科证治全生集》)加减。白芥子、熟地、穿山甲、炮姜炭、鹿角片、麻黄、桂枝、甘草、王不留行、路路通、丝瓜络。对于恶寒重者,加荆芥、防风;对于产后恶露未尽者,加益母草、当归;对于便秘者,加制大黄。

2. 脓肿形成期

证候:淤滞期症状加重,肿块逐渐增大,皮肤发红灼热,疼痛加重,或呈鸡啄样痛;患侧腋窝淋巴结肿大,并有高热不退,此为化脓的征象。病情进一步发展,硬块中央渐软,按之有波动感,穿刺有脓液,全身症状加剧,壮热不退,面红目赤,烦躁不宁,口渴思饮,大便干燥,小便短赤。舌红,苔黄,脉洪数。

治法:温通排脓。

方药:阳和汤(《外科证治全生集》)加减。白芥子、熟地、穿山甲、炮姜炭、鹿角片、麻黄、桂枝、甘草、升麻、当归、皂角刺。对于疼痛剧烈者,加元胡、三棱、莪术;对于口渴甚者,加天花粉、鲜芦根;对于乳汁过多者,加生山楂、生炒麦芽。

3. 脓肿溃后期

证候:脓肿成熟,自然破溃,若脓出通畅,一般肿消痛减,寒热渐退,疮口逐渐愈合;若脓出不畅,肿势不消,疼痛不减,身热不退,可能形成袋脓,或脓液波及其他乳络形成传囊乳痈,亦可形成败血症;或溃后乳汁从疮口溢出,久治不愈,形成乳漏。伴或不伴有面色少华、全身乏力、头晕目眩,或低热不退、食欲不振等全身症状。舌淡,苔薄,脉弱无力。

治法:益气温阳。

方药:阳和汤(《外科证治全生集》)加减。黄芪、白芥子、熟地、穿山甲、炮姜炭、鹿角片、麻黄、桂枝、甘草。对于乳汁不畅者,加王不留行、通草、丝瓜络、路路通。对于食欲不振者,加山药;对于腰膝酸软者,加杜仲、桑寄生;对于脓出不畅者,加桃仁、红花。

【外治方法】

中医外治法在乳痈的治疗中亦扮演重要角色。乳痈乃因妇人乳络不通、乳汁淤积、化热成脓而成,故采用热敷按摩疏通乳管或用中药外敷及时施治,能取得良好的效果。

1. 淤滞期

(1)黄金散或玉露膏外敷　取适量外敷于患处,每日更换一次。

(2)复方仙人掌外敷　将仙人掌(去皮刺)150g捣烂,另取青黛、朱砂各30g,冰片15g,升药5g,共研细末,与仙人掌共调成糊,直接涂于患处,干后再换。

2. 成脓期

(1)大切开排脓,敞开换药　切口按乳络的方向,与脓腔基底大小基本一致,排尽脓液,彻底清除脓腔内坏死组织,并用纱布紧密填塞脓腔,敞开换药,直至切口愈合。

(2)小切口排脓,闭式引流　切口按乳络的方向,选择脓腔稍低位置,排出脓液,放置引流管引流残余脓液,直至脓尽愈合。

(3)穿刺抽脓　取仰卧位,用粗针头在乳房波动感明显处,或在B超定位下选择脓腔距皮肤最浅位置穿刺、抽脓,尽量抽尽脓液,并视脓肿情况选择穿刺次数。

3. 溃后期

(1)对于有袋脓现象者,可在脓腔下方用垫棉法加压,使脓液不致潴留。若有乳汁从疮口溢出,可在患侧用垫棉法束紧,促进愈合。

(2)乳漏时五五丹药捻插入窦道以腐蚀管壁,脓净后改用生肌散、红油膏盖贴至伤口愈合。

【其他治疗】

1. 针灸治疗

辨证用穴,针药合用,能够提高药物疗效。主穴:至阳;配穴:肩井、少泽、大椎。刺法:至阳穴用三棱针点刺放血5～10滴,肩井穴用2.0～2.5寸毫针沿皮刺向肩峰,少泽、大椎均用毫针泻法。本法适用于单纯性的淤滞期乳痈。

2. 手法

采用揉法、散法,取肩井、膻中、乳根、灵墟、期门、内关、梁丘、足三里、太冲等穴。本法适用于气滞热壅型乳痈。

【预防调护】

1.局部护理

保持局部清洁,及时纠正乳头凹陷,防止因乳头内陷、乳汁不畅而反复发作。指导患者每天乳房热敷按摩20分/次,以促进乳汁顺利排出。如若乳头破损,可用蛋黄油、西瓜霜或锡类散等涂抹乳头,哺乳前用温水洗净。宜使用乳罩,乳房用乳罩托起,可减轻牵拉引起的疼痛。

2.养成良好的哺乳习惯

定时哺乳,一般2~3小时哺乳一次。每次哺乳前进行热敷按摩,以促进乳汁顺利排出。哺乳时尽量排空乳汁,以防乳汁淤积乳房,引发乳腺炎。

【疗效标准】

综合疗效评定参照2010年国家中医药管理局发布的《22个专业95个病种中医诊疗方案》。

治愈:全身症状消失,肿块消散,创口愈合。

好转:全身症状消失,局部肿痛减轻,或创口尚未愈合。

无效:反复"传囊"或形成乳漏。

【楼丽华名中医谈】

现代医家对急性乳腺炎的病因、病机、病性、治法等有不同的看法,因此在选择不同的治法和内服方药上,主要代表思想有清通治痈和温通治痈两种。

以清通思想为指导的医家认为,急性乳腺炎患者往往呈现出急性病容,脸色绯红,患侧乳房明显增大,伴有红肿热痛,一派阳热之象,这类患者属实实之症,即邪气炽盛,正气尚存,故多用清热解毒、疏肝通乳的方法来治疗。朱丹溪曰:"乳房阳明所经,乳头厥阴所属。"瓜蒌牛蒡汤以全瓜蒌、柴胡、牛蒡子为主药,具疏肝解郁、清热通乳散结之效;青皮、橘叶、川楝子与柴胡相配伍,疏肝理气,气行则乳行;蒲公英、丝瓜络、路路通清热通络;配鹿角霜,取其性偏温,以防上述诸药寒凉过重,使肿块难消;全瓜蒌利气散结,温经通乳;赤芍、当归和营消肿;王不留行、穿山甲通乳散结。诸药相伍,共行疏肝理气、通乳散结止痛之效。

但在临床上,我们及诸多医家在运用清通法治疗急性乳腺炎的过程中注意到,过多使用清热解毒药物会造成乳房结块"欲消不消,欲脓不脓"而形成僵块,或转化成慢性或亚急性迁延性乳腺炎。因此,在临床上我们转而开始温通法治疗。我们开创"温通治痈"[2],提出了表阳里阴证的概念[3],认为本病虽有红肿热痛等一派阳热之象,但正如高秉钧在《疡科心得集·辨乳痈乳疽论》中指出:"况乳本血化,不能漏泄,遂结实肿,乳性清寒,又加凉药,则肿硬者难溃脓,溃脓者难收口矣。"故虽其表面现象为阳证、热证,但其本质却为阴证、寒证。治疗上应"温通治痈"[4],以温阳通络为主,配以消痈、散瘀,不可妄用寒凉之剂。

温通法是以温阳、通络之功,达到温散、温消、温通的治法。"温"能散寒,寒去则血脉自通;"通"能荡涤瘀乳,使败乳排出,疏表邪以宣卫气,通乳络以去积乳,和营血以散瘀滞,行气滞以消气结,通腑实以泄胃热,均属于"通"的具体运用。温里祛寒、温补阳气以折其有余之邪,补其不足之阳,同时用辛散通达之品温化、温消、温散寒邪所致的病理产物,使阳气通达全身。阳和汤中熟地得麻黄则不黏滞,不仅能滋阴补血、填精补髓,且能通血脉、温肌腠;麻黄得熟地则通络而不发表,具温通发散,外宣透皮毛腠里,内深入积痰凝血;鹿角片补血益精、温肾助阳,熟地得补阳之鹿角片更有生化之机,鹿角片得补阴之熟地而供其生化,体现了阴阳互根互用的关系;炮姜温肌肉,入营血;白芥子消皮里膜外之痰。全方组成具有温阳通络、化痰散结之功。

通过梳理,我们认为"温通治痈"具有以下理论基础。

1.产后虚寒,不宜寒凉

分娩的过程需要气的推动,多数妇女经过长达十余小时的分娩之后,气血耗伤,出现自汗、恶寒等虚象。金元时代朱丹溪以此提出"产后多虚说",认为"产后无得令虚,虽有杂证,以末治之",说明产后本身存在虚象,更不当再虚,要以补虚为主,即使有邪毒内盛之实证,亦当以补虚为主,正盛则邪去。因此,急性乳腺炎的临床症状虽见一派实证,局部肿块,红、肿、热、痛,但总因是产后正虚所致,"邪之所凑,其气必虚",正气不足,温煦推动无力,致使乳汁排出不畅,易结聚于内;复感外邪,正虚不能抵抗,阻塞乳络,乳汁淤积日久酿腐成脓,为本虚标实之证。

正如俗话所说"产前一盆火,产后一块冰",产后正虚的虚一般多为虚寒,相应亦有"产前宜凉,产后宜温"之说。在临床上往往发现过多使用寒凉药会使恶露淋漓不净;亦会损伤脾胃,脾失健运,气血生化无源,既影响产后康复,又影响乳汁化生无源。产后的急性乳腺炎根据产后虚寒,则不宜寒凉,宜温阳,才不至于加剧正虚。

2. 乳房阳多,乳汁清寒

《黄帝内经》记述乳房为阳明所司,乳头为厥阴所司,乳房病的发生多与足阳明胃经、足厥阴肝经有关。杨上善在《黄帝内经太素·任脉》中曰:"手足少阴太阳多血少气,以阴多阳少也。手足厥阴少阳多气少血,以阳多阴少也。手足太阴阳明多血气,以阴阳俱多故也。"此两经脉都以阳多为主,故治疗上应从恢复其生理状态入手,以温阳为妥。

高秉钧在《疡科心得集·辨乳痈乳疽论》中云:"况乳本血化,不能漏泄,遂结实肿,乳性清寒,又加凉药,则肿硬者难溃脓,溃脓者难收口矣。"再者,《外科冯氏锦书秘录精义》云:"乳性本清冷,勿用寒凉药。"乳痈因乳汁淤积而起,寒凉之药会加重乳汁淤积,积久亦可化脓,如杨清叟在《仙传外科集验方》中指出,乳痈初起不可盲目滥用凉药,"但用南星、姜汁酒二药调匀敷,即可内消",否则"初发之时……若为冰药一冰,凝结不散,积久而外血不能化乳者,方作热痛蒸逼乳核而成脓,其苦异常"。

3. 脓即是毒,毒即是寒

王洪绪在《外科证治全生集·痈疽总论》中指出:"世人但知一概清火而解毒,殊不知毒即是寒,解寒而毒自化,清火而毒愈凝。然毒之化必由脓,脓之来必由气血,气血之化,必由温也,岂可凉乎。"若在此时滥用清热解毒之药,不但不能使"炎症"消退,反而会因药物的寒凉作用而导致气血凝滞,乳络收引,乳汁排泄不畅,局部炎症组织机化,肿块欲消不消,欲脓不脓,形成僵块。温通散寒,脓毒亦泄。

4. 金黄色葡萄球菌感染

现代医学治疗急性乳腺炎主要是针对病原菌使用抗生素。急性乳腺炎多为金黄色葡萄球菌感染所致,脓肿未成之前,多选用青霉素、头孢菌素和红霉素等抗生素治疗[5];脓成之后,切开排脓,清除坏死组织,抗生素冲洗脓腔,放置引流物引流,配合抗生素治疗。为了解哺乳期乳房脓肿患者的细菌感染情况及其相应耐药情况,我们对 43 例哺乳期乳房脓肿患者的脓液标本进行了细菌鉴定培养及药物敏感性试验,并对其中感染率最高的金黄色葡萄球菌的药敏结果进行了分析,结果近半数细菌培养呈阴性,分离所得的致病菌中主要为金黄色葡萄球菌,其对哺乳期婴儿影响最小的青霉素 G、头孢菌素和红霉素具有极高耐药性,耐药率分别达 94.12%、88.24% 和 76.47%。[1]故在临床上使用抗生素治疗急性乳腺炎疗效不佳,而且此类药物属寒凉之品,寒性收引凝滞,用后会导致气血凝滞,炎症组织机化,亦可出现"欲消不消,欲脓不脓"的情况,形成僵块,遗留隐患;而且切排因手术切口长、组织损伤大、愈合时间长、患者痛苦多而使部分患者难以接受。于是,我们又提出多次穿刺抽脓替代切排,临床上也能够取得积极效果。[6]

我们采用温通法治疗急性乳腺炎,内治加外治,简便易行,执简驭繁。在具体的临床操作中,甚至可以做到辨病不辨证,执方加减往往就能够效如桴鼓。在治疗过程中,其突出优点就在于使哺乳期妇女免于手术,减轻了患者的经济负担,且对于患者哺乳功能有很大裨益。

【文献选读】

(1)《经效产宝》(唐·昝殷)论曰:"产后宜勤去乳汁,不宜蓄积。不出恶汁,内引于热,则结硬坚肿,牵急疼痛或渴思饮,其奶手近不得。若成脓者,名妒乳,乃急于痈,宜服连翘汤。利下热毒,外以赤小豆末,水调涂之便愈。或数捏去乳汁,或以小儿手摩动之,或大人含水嗍之,得汁吐之,其汁状如脓。若产后不曾乳儿,蓄积乳汁,亦结成痈。"

(2)《丹溪治法心要·乳痈》(元·朱震亨)曰:"乳房阳明所经,乳头厥阴所属,乳子之母,或浓味,或忿怒,以致气不流行,而窍不得通,汁不得出,阳明之血,热而化脓。亦有儿之口气热,吹而结核。于初起时,便须忍痛揉令软,气通自可消散。失此不治,必成痈节。"

(3)《外科证治全生集·乳痈治法》(清·王洪绪)曰:"世人但知一概清火以解毒,殊不知毒即是寒。解寒而毒自化,清火而毒益凝。然毒之化必由脓,脓之来必由气血,气血之化,必由温也,岂可凉乎。"

(顾锡冬)

第二节　浆细胞性乳腺炎

浆细胞性乳腺炎，又称乳腺导管扩张症，是一种以导管扩张、浆细胞浸润为病变基础的慢性乳腺良性疾病。临床上以乳痛、乳头溢液、乳晕下肿块、乳晕旁脓肿及乳头部瘘管为主要特征。该病是乳腺组织的化学炎性病变，炎性细胞以浆细胞为主。本病可发生在青春期后任何年龄女性，男性偶有发生。

【病因病机】

浆细胞性乳腺炎的病因病机主要有：

(1)先天乳头凹陷畸形　先天乳头凹陷导致乳络不通、肉腐而为脓肿阻塞乳络。

(2)感受外邪　女子乳房属足阳明胃经，或平素劳伤气血，或阳明经弱，风寒外邪客于阳明，均可使乳络淤滞不通，外邪与气血搏结，蕴结化热，肉败为脓。

(3)七情内伤　乳头属足厥阴肝经，妇人或因情志内伤，肝气不舒，厥阴之气不行而失于疏泄，以致乳络不通，经络阻塞，气血凝滞，邪热蕴结而成肿块。

(4)饮食不节　饮食不节，湿浊内生，壅滞于胃，运化失职，痰浊中阻。

【诊断依据】

1.临床表现

(1)多发生于非哺乳期或非妊娠期女性。多见单侧乳房发病，也有双侧发病者。

(2)大多数伴有先天乳头全部或部分凹陷，并有白色带臭味的脂质样分泌物。

(3)临床表现复杂多样，常分溢液期、肿块期、化脓期、瘘管期。初起肿块位于乳晕部，常可发生红肿疼痛，7～10天化脓。溃破后脓中夹杂脂质样物质，久不收口；或反复红肿溃破，形成瘘管，常与输乳管相通。若反复发作,瘢痕形成,乳头凹陷更是明显。

(4)红肿化脓时可伴有恶寒、发热等全身症状,一般较轻。

2.实验室检查

(1)血常规和CRP检查　脓肿期患者可见血常规检查白细胞总数及中性粒细胞计数增高,部分患者的CRP也增高。

(2)B超检查　B超可显示低回声位置较表浅,边界不清,常突破乳腺皮下脂肪层而接近皮肤;中心区回声较强,边缘区回声较弱;血流信号一般不丰富。

(3)肿块细针穿刺细胞学或分泌物涂片细胞学检查　乳腺肿块细针穿刺抽取物细胞学检查可发现多种细胞混杂,以浆细胞较多。

(4)溢液涂片细胞学检查　浆液性溢液涂片中往往无细胞,或只有少量泡沫细胞和吞噬细胞,偶见腺上皮细胞。脓血性和乳汁样溢液涂片中可见大量白细胞、吞噬细胞、淋巴细胞及浆细胞,腺上皮细胞可有形态上的改变,但无恶变的表现。

(5)乳腺钼靶X线摄片　乳腺区致密阴影,密度不均,边界模糊,边缘轮廓不规则,肿块阴影与触诊大小相似。

(6)乳腺导管造影　在溢液期行导管造影可见乳腺导管不规则扩张,能显示导管扩张的部位、形态、长度、范围等。

【鉴别诊断】

浆细胞性乳腺炎需与急性乳腺炎、炎性乳腺癌和乳房结核相鉴别。

1.炎性乳腺癌

(1)炎性乳腺癌多发生于妊娠期或哺乳期,病变发展迅速。皮肤颜色为暗红色或紫红色,没有明显肿块可及。而浆细胞性乳腺炎多发生在非哺乳期或非妊娠期,且以单侧乳房多见。

(2)两者均可能有腋下淋巴结肿大,但浆细胞性乳腺炎的腋下淋巴结相对柔软,与周围组织无粘连,推之活动性好,伴有压痛;炎性乳腺癌的腋下淋巴结肿大而质硬,与皮肤及周围组织粘连,用手推之不活动,一般无压痛。

(3)浆细胞性乳腺炎创口流脓,有时暂时愈合。抗感染治疗效果低,预后好,但病程长;炎性乳腺癌通常无明显全身炎症反应,病情凶险,一般不化脓,抗感染治疗无效,预后差。

2.急性乳腺炎

急性乳腺炎以哺乳期初产妇女多见。发病迅速,病程短,全身症状明显。体温可高达 39℃以上。溃破后流出黄稠脓液,收口相对较快。浆细胞性乳腺炎起病缓慢,病程长,全身症状较轻。两者均可形成脓肿,但浆细胞性乳腺炎脓肿反复多发,脓液中常伴有豆腐渣样物质。

3.乳房结核

乳房结核从出现肿块到化脓常需数月之久,脓为稀薄夹有败絮样物质,多呈潜行性空腔。溃后形成的窦道多位于乳房部,常与胸壁固定,一般不与乳孔相通。并常有肺结核病史,可伴有低热、盗汗、疲倦、消瘦等。必要时应做病理检查以鉴别。

【辨证论治】

1.表阳里阴兼血瘀证

主症:①乳房结块;②红肿;③灼热;④疼痛或有压痛;⑤乳头凹陷,有脂质样分泌物。

次症:①发热;②乳头溢液或溢脓;③舌质黯红,苔黄腻,脉滑数。

辨证标准:具 3 项主症,或 2 项主症加 2 项次症。

治法:温散通络化瘀。

方药:阳和汤(《外科证治全生集》)加减。白芥子、熟地、穿山甲、炮姜炭、鹿角片、麻黄、桂枝、甘草、王不留行、路路通、丝瓜络、三棱、莪术、丹参。对于便秘者,加制大黄。

2.表阳里阴兼气血不足

主症:①乳房脓肿溃后久不收口,脓水淋漓;②久不收口,形成乳漏;③反复发作,时发时敛;④乳头凹陷,有脂质样分泌物。

次症:①面色无华;②脓水稀薄;③乳房疼痛或红肿;④乳房结块僵硬;⑤舌质淡红,苔薄黄,脉细数。

辨证标准:具 3 项主症,或 2 项主症加 2 项次症。

治法:益气温阳。

方药:阳和汤(《外科证治全生集》)加减。白芥子、熟地、穿山甲、炮姜炭、鹿角片、麻黄、桂枝、甘草、升麻、当归、皂角刺、黄芪、党参、当归。对于疼痛剧烈者,加元胡、三棱、莪术;对于口渴甚者,加天花粉、鲜芦根;对于食欲不振者,加山药;对于腰膝酸软者,加杜仲、桑寄生;对于脓出不畅者,加桃仁、红花。

【外治方法】

中医外治法在浆细胞性乳腺炎的治疗中扮演重要角色。浆细胞性乳腺炎乃先天乳头凹陷导致乳络不通、肉腐而为脓肿阻塞乳络,故采用挂线切开疗法或用中药外敷及时施治,能取得良好的效果。

1.肿块初起

(1)肿块红肿热痛　金黄膏外敷于患处,每日更换一次。或复方仙人掌外敷:将仙人掌(去皮刺)150g 捣烂,另取青黛、朱砂各 30g,冰片 15g,升药5g,共研细末,与仙人掌共调成糊,直接涂于患处,干后再换。

(2)肿块红肿不明显　冲和膏外敷,每日更换一次。

2.瘘管期

(1)手术治疗

切开法:适用于单纯性瘘管。

挂线法:适用于较深的瘘管。常规消毒、麻醉后,先用球头银丝探针探查,再将橡皮筋引入瘘管,用丝线固定两端,收紧橡皮筋并固定。

拖线法:适用于复杂性瘘管,常配合切开法。常规消毒、麻醉后,先用球头银丝探针探查瘘管,将 4 号丝线 4～6 股贯穿瘘管,两端打结,丝线入八二丹拖入管道内,每日一次。待脓腐脱去,10～14 天拆线,棉垫压迫管腔至愈合。

(2)手术后创面用七三丹或八二丹药棉嵌塞,祛腐蚀管,外用红油膏纱布,每日换药一次。待腐脱新生时,改用九一丹或生肌散,红油膏外盖。

【其他治疗】

我们认为本病病根在乳管,待炎症控制后,即当把握时机采用手术去其病灶。然手术仅是一种手段,用之得宜,病灶得除,疾病向愈;用之不当,病

第二章　乳房炎症性疾病

29

灶残留,反复发作。故术中应注意以下几个方面。

(1)手术时机的选择 浆细胞性乳腺炎炎症控制之时,即待其皮肤色泽恢复正常或基本恢复正常或皮红局限;肿块缩小局限;脓腔消失或缩小至直径 1cm 左右,包膜纤维化;瘘管减少、缩短或纤维化,即可手术。

(2)手术方法 手术切口的选择无须拘于常规,当以完整清楚病灶、仍能保持良好乳房外观为目的进行选择。术中应注意彻底切除病变导管及炎性坏死组织,保证创面为正常组织,变污染为清洁,避免复发,为成功行Ⅰ期缝合创造条件。伴有先天乳头凹陷者,手术的同时可进行乳头矫形,以改善乳房外观。

(3)术后处理 本病为炎症性疾病,病变区域血供丰富,术后渗血渗液较一般术后切口为多,欲使其切口能顺利愈合,充分引流不可忽视,应视具体情况放置皮片或负压引流球,同时加压包扎以利引流。对于伴乳头矫形者,包扎时应以多层无菌纱布中心剪孔,套住乳头再加厚辅料包扎,以保证矫形后乳头的存活和外观的保持。[7]

【预防调护】

(1)局部护理 保持局部清洁,及时纠正乳头凹陷,防止因乳头内陷、乳管不通而反复发作。

(2)避免穿紧身上衣及佩戴过紧胸罩,以免使乳头凹陷。

(3)保持心情舒畅,忌食辛辣之品。

【疗效标准】

疗效评价标准参考《现代中医乳房病学》。

治愈:乳房红肿疼痛消失,瘘管愈合,全身症状消失。

好转:瘘管大部分愈合,有浅在疮口未愈,或僵块未消。

未愈:乳房仍有红肿热痛,瘘管未愈合,甚至病变范围有扩大。

【楼丽华名中医谈】

现代医家对浆细胞性乳腺炎的病因、病机、病性、治法等有不同的看法,因此选择不同的治法和内服方药,主要代表思想有清通治痈和温通治痈两种。但在临床上,我们及诸多医家在运用清通法治疗浆细胞性乳腺炎的过程中注意到,过多使用清热解毒药物会造成乳房结块"欲消不消,欲脓不脓"而形成僵块,或转化成慢性溃烂乳腺炎。因此,在临床上我们转而开始温通法治疗。

温通法是以温阳、通络之功,达到温散、温消、温通的治法。"温"能散寒,寒去则血脉自通;"通"能荡涤瘀乳,使败乳排出,疏表邪以宣卫气,通乳络,和营血以散瘀滞,行气滞以消气结,通腑实以泄胃热,均属于"通"的具体运用。温里祛寒、温补阳气以折其有余之邪,补其不足之阳,同时用辛散通达之品温化、温消、温散寒邪所致的病理产物,使阳气通达全身。阳和汤中熟地得麻黄则不黏滞,不仅能滋阴补血、填精补髓,且能通血脉、温肌腠;麻黄得熟地则通络而不发表,具温通发散,外宣透皮毛腠里,内深入积痰凝血;鹿角片补血益精、温肾助阳,熟地得补阳之鹿角片更有生化之机,鹿角片得补阴之熟地而供其生化,体现了阴阳互根互用的关系;炮姜温肌肉,入营血;白芥子消皮里膜外之痰。全方组成具有温阳通络、化痰散结之功。

通过梳理,我们认为"温通治法"具有以下理论基础。

1. 其本在淤,壅塞不通

我们认为,本病红肿热痛、化脓成瘘、形成僵块等表现,均由乳管分泌物淤滞、结聚成块,淤久化热,热盛肉腐而成,其本在淤、在壅塞不通,其淤为寒淤,温之则通,通则不痛,通则无淤,无淤何以化脓成瘘。故虽其表现为红肿热痛化脓之阳热证候,然其本寒也,治病求本,温通治之,其病必瘥。并且,浆细胞性乳腺炎临床可见病程迁延,久不收口,甚至脓液稀薄,皮色暗淡,均是中医阴证范畴。[8]阳和汤犹如阳光普照,使一切阴邪无所遁形,阴证必瘥。

2. 乳房阳多,温阳为妥

《黄帝内经》记述乳房为阳明所司,乳头为厥阴所司,乳房病的发生多与足阳明胃经、足厥阴肝经有关。杨上善在《黄帝内经太素·任脉》中曰:"手足少阴太阳多血少气,以阴多阳少也。手足厥阴少阳多气少血,以阳多阴少也。手足太阴阳明多血气,以阴阳俱多故也。"此两经脉都以阳多为主,故治疗上应从恢复其生理状态入手,以温阳为妥。

3. 脓即是毒,毒即是寒

王洪绪在《外科证治全生集·痈疽总论》中指出:"世人但知一概清火而

解毒,殊不知毒即是寒,解寒而毒自化,清火而毒愈凝。然毒之化必由脓,脓之来必由气血,气血之化,必由温也,岂可凉乎。"若在此时滥用清热解毒之药,不但不能使"炎症"消退,反而会因药物的寒凉作用而导致气血凝滞,乳络收引,局部炎症组织机化,肿块欲消不消,欲脓不脓,形成僵块。温通散寒,脓毒亦泄。

4.细菌培养,敏感欠佳

浆细胞性乳腺炎是由各种原因引起乳腺导管阻塞,而导致导管内脂质分泌物向管周组织溢出而造成的无菌性炎症,化脓者多伴有细菌感染,西医在治疗本病过程中,无论化脓与否,均常规应用抗生素来控制炎症。然而我们研究结果显示,62.50%(20/32)的脓肿期患者的细菌培养加药敏试验结果显示无细菌生长,故认为抗生素虽能杀灭致病菌,但并不能有效控制病情发展,临床上不应常规应用。对于在细菌培养中已无细菌生长的病例,更无须使用抗生素,可选择中药治疗。

在临床上使用抗生素治疗浆细胞性乳腺炎疗效不佳,而且此类药物属寒凉之品,寒性收引凝滞,用后会导致气血凝滞,炎症组织机化,亦可出现欲消不消,欲脓不脓,形成僵块,遗留隐患;而且切排因手术切口长、组织损伤大、愈合时间长、患者痛苦多而使部分患者难以接受。于是,我们又提出多次穿刺抽脓替代切排,临床上也能够取得积极效果。

【文献选读】

(1)《素问·生气通天论》曰:"阳气者,若天与日,失其所,则折寿而不彰,故天运当以日光明。"

(2)《太素·任脉》中杨上善注道:"……手足厥阴少阳多气少血,以阳多阴少也。手足太阴阳明多血气,以阴阳俱多故也。"

(3)《外科证治全生集·乳痈治法》(清·王洪绪)曰:"世人但知一概清火以解毒,殊不知毒即是寒。解寒而毒自化,清火而毒益凝。然毒之化必由脓,脓之来必由气血,气血之化,必由温也,岂可凉乎。"

(毛娟娟)

附　慢性肉芽肿性乳腺炎

肉芽肿性乳腺炎（granulomatous mastitis，GLM），又称乳腺肉芽肿、肉芽肿性小叶性乳腺炎、特发性肉芽肿性乳腺炎等，是一种局限于乳腺小叶的慢性炎症性疾病。本病 1972 年由 Kessler[9] 首先报道，国内 1986 年由马国华[10] 首先报道。中医尚未有对本病的明确记载，根据发病特点和临床表现，可将其归属于"乳痈""乳漏"的范畴。

【诊断依据】

1. 临床表现

本病发病年龄多在 17～52 岁，而以 30～40 岁为多见。患者多为已婚、经产的妇女，大部分有哺乳经历。常发于单侧乳腺，除乳晕区外的其他部位均可发生，但以外上象限为多见，肿块大者可累及整个乳房。乳房单发肿块为主要表现，不痛或微痛，肿块质硬，长径多在 1.5～10.0cm，边界不清，表面不光滑，可与皮肤或周围组织粘连，局部皮肤可出现红肿，可伴有同侧腋窝淋巴结肿大。全身症状多不明显，少数可伴有发热。肿块增大迅速，若不及时治疗，短期内可出现乳房脓肿，溃破后形成窦道，经久不愈合。

2. 影像学检查

B 超检查多显示不规则的低回声区，无包膜，内部回声不均匀，偶见液性暗区。B 超声像图常分为 3 型：①实块型。形态不规则，无包膜，内回声欠均匀。②混合型。肿块实质部分呈低回声，内部可见大小不等的液性暗区。③管状型。为形态不规则的多发肿块，由管状暗区相连。

钼靶 X 线检查多显示不规则的高密度肿块影，周围毛糙，常见毛刺。

3. 细胞学及组织病理学检查

细胞学检查可见较多中性粒细胞、淋巴细胞、郎格汉斯细胞或异物巨细胞、核碎片、上皮细胞等。组织学检查可见切面弥漫分布粟粒至黄豆大小的暗红色结节，部分结节中心可见小囊腔。镜下可见病变以乳腺小叶为中心，呈多灶性分布，小叶的末梢导管或腺泡大部分消失，并常见嗜中性粒细胞灶——微脓肿。偶见小灶性坏死,但无干酪样坏死。抗酸染色不见结核杆菌,且无明显的泡沫细胞及扩张的导管。

【鉴别诊断】

1.乳腺导管扩张症

(1)好发于绝经期前后,多数患者有哺乳困难史。

(2)肿块位于乳晕周围,乳头溢液多见,为浆液性或脓性。

(3)病变主要累及乳头、乳晕的大导管,不以小叶为中心。

(4)早期仅见导管扩张,晚期导管周围可出现脂肪坏死周围炎性肉芽肿,以浆细胞浸润为主。

(5)乳腺导管造影显示大导管扩张。

2.乳腺感染性肉芽肿(如结核性乳腺炎)

(1)多见于中青年,有结核病史。

(2)乳腺组织中有典型结核结节,有干酪样坏死。

(3)结节不以小叶为中心。

(4)抗酸染色见结核杆菌。

3.肉芽肿性血管脂膜炎

(1)多数为绝经期后女性。

(2)局限性乳腺肿块,有触痛,表面皮肤发硬呈红斑状。

(3)病变位于乳房皮下脂肪组织内,乳腺实质一般不受累。

(4)非坏死性肉芽肿和小血管炎为特点,一般不累及小叶及导管。

4.乳腺脂肪坏死

(1)多见于40岁以上女性,特别是体型肥胖者。

(2)为外伤引起的无菌性炎症。

(3)脂肪细胞变性坏死、崩解形成大小不一的空泡,周围围绕泡沫细胞、成纤维细胞、炎症细胞、多核巨细胞等。

(4)典型的非坏死性肉芽肿和血管炎少见。

5.结节病

(1)界限清楚的上皮样细胞结节,且血管壁内有淋巴细胞浸润。

（2）无干酪样坏死，不见中性粒细胞浸润。

（3）镜下缺乏血管炎和脂肪坏死。

（4）肺及纵隔常见受累。

6. Wenger 肉芽肿和巨细胞动脉炎

（1）主要累及中、小动脉。

（2）常见血管坏死和血栓形成。

（3）病变不以小叶为中心。

【辨证论治】

同浆细胞性乳腺炎。

【外治方法】

肉芽肿性小叶性乳腺炎一旦确诊，手术治疗效果较好，而关键在于明确诊断。手术是治疗本病的主要手段，既要彻底切除病变，防止复发，又要最大限度保留正常组织，台上整形，尽量保持乳房的完美。

【楼丽华名中医谈】

慢性肉芽肿性乳腺炎和浆细胞性乳腺炎都是乳腺炎症性疾病中的疑难杂症。两者的临床表现非常相似，都是病程迁延、皮色暗淡、脓腔多发等。楼师根据多年治疗经验认为两者无须刻意鉴别，中医治病就是强调异病同治。通过临床症候分析，楼师认为两者的中医辨证是基本一致的，故可以采取阳和汤为主的治疗方法进行治疗。温里祛寒、温补阳气以折其有余之邪，补其不足之阳，同时用辛散通达之品温化、温消、温散寒邪所致的病理产物，使阳气通达全身，祈望获功。而多年来的临床实践也再次表明，这种治疗方法可以获得很好的疗效。

（毛娟娟　顾锡冬）

【参考文献】

[1]周丹,楼丽华,郝芬妮,等.哺乳期乳房脓肿脓培养加药敏43例结果

分析[J].临床和实验医学杂志,2009,8(8):89-90.

[2]郝芬妮,楼丽华,周丹.应用温通法治疗乳痈48例[J].辽宁中医杂志,2009(7):1154-1155.

[3]顾锡冬,楼丽华.乳痈阴证说略[J].内蒙古中医药,2013(22):133.

[4]楼丽华.乳腺病诊治漫谈[J].江苏中医药,2011,43(12):28-29.

[5]贾忠兰,许丽风,杨莹.急性乳腺炎患者病原菌分布及耐药性分析[J].中国卫生检验杂志,2008,18(3):478-479.

[6]楼丽华,张勤,赵虹,等.中药配合穿刺治疗急性脓肿期乳腺炎31例[J].中国中西医结合外科杂志,2009,15(4):411-412.

[7]周丹,赵虹.楼丽华治疗粉刺性乳痈的经验[J].江西中医药杂志,2009,40(5):25-26.

[8]毛娟娟.楼丽华应用阳和汤治疗浆细胞性乳腺炎经验[J].浙江中西医结合杂志,2009,19(9):529-530.

[9]KESSLER E, WOLLOCH Y. Granulomatous mastitis: a lesion clinically simulating carcinoma[J]. Am Clin Pathol,1972,58(6):642-646.

[10]孙桂芝,张艳,王爽.益心汤治疗病毒性心肌炎30例[J].辽宁中医杂志,2000,27(6):264.

第三章　乳腺增生性疾病

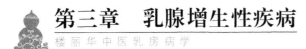

楼丽华中医乳房病学

乳腺增生性疾病是最常见的良性乳腺疾病之一，约占全部乳腺疾病的 75％，其发病率高，病程长，易复发，有一定的癌变率。本章重点讲述乳腺增生病和乳腺囊肿。乳腺囊性增生发展到一定阶段可形成乳腺囊肿。乳腺囊肿常见的有单纯囊肿和积乳囊肿。

楼师结合多年临床经验认为，乳腺增生性疾病有肝郁气滞、痰瘀互结、冲任失调三种基本病机，临床上往往三种病机合而为病，故治疗上需辨病与辨证结合，三机并调，标本兼治。

第一节　乳腺增生病

乳腺增生病既非炎症也非肿瘤，是由乳腺主质和间质不同程度地增生和复旧不全所致，是最常见的良性乳腺疾病之一。本病常发于 25～45 岁的中青年妇女，其特点是单侧或双侧乳房疼痛，有的还会出现肿块。乳房疼痛和肿块与月经及情志变化有一定的关系，乳房肿块的大小不等、形态不一、边界欠清、质地不硬、活动度好。近年来，乳腺增生病在育龄妇女中的发病率呈逐年增长趋势，不同程度的乳腺增生病进展至乳腺癌的风险也明显超出正常人，因此临床诊断及治疗需提高警惕。

【病因病机】

该病多与肝、脾、胃及冲任等脏腑功能失调密切相关。《外科正宗》曰："多由思虑伤脾，怒恼伤肝，郁结而成也。"《外科真诠》云："乳癖总由形寒饮冷，加以气郁痰饮流入胃络，积聚不散所致。"《外科医案汇编》曰："乳中结核，虽云肝病，其本在肾。"高秉钧认为："乳中有核，何以不责阳明而责肝？以阳明胃土最畏肝木，肝气有所不舒，胃见木之郁，唯恐来克，伏而不扬，气不敢舒，肝气不舒，而肿硬之形成……"概括其病因病机有以下几点。

1.情志内伤，肝郁气滞

肝主疏泄，体阴而用阳，主疏泄、宜调达，情志不遂，郁怒伤肝，肝气不舒，气机郁滞，蕴结于乳房，导致经络阻塞不通，肝郁日久，气滞血瘀，又因肝郁易于克犯脾土，致痰浊内生，与痰凝互结于乳房而为乳癖。

2.痰瘀凝结，乳络受阻

脾在志为思，思虑伤脾，脾运失司，痰浊内生；或饮食不节，脾失运化，津液输布失常，水湿停聚，阻于经络变为湿邪，日久痰浊内生，形成痰凝，结于乳络而成乳癖。

3.肝肾不足，冲任失调

肾为先天之本、元气之根。先天禀赋不足，冲任失调，下不能充胞宫，上无以滋乳房，且肾为藏精之脏，赖后天脾胃所养，劳伤日久，久则伤肾，房劳、劳力过度，耗伤元气，则肾益虚，无以灌养冲任，冲任失调而生乳癖。

【诊断依据】

1.临床表现

(1)发病年龄多在25～45岁。

(2)乳房疼痛，以胀痛为主，可有刺痛或者牵拉痛。疼痛常在月经来潮前加剧，经后疼痛减轻，或疼痛随情绪波动而变化，疼痛甚者行走或活动时也可出现乳房疼痛。乳痛主要以肿块处最为明显，也可涉及胸胁或者肩背。有的患者还可表现为乳头疼痛或瘙痒，疼痛甚者可影响生活。

(3)乳房肿块可发生于单侧或双侧，大多见于乳房外上象限，也可见于其他象限。肿块质地中等或硬韧,表面光滑或颗粒状,与皮肤及深部组织无粘连,活动度好,与周围乳腺组织分界不清,大多伴有压痛。肿块的大小不等、形态不一,可分为片块型、结节型、混合型和弥漫型。肿块可于经前增大变硬,经后稍见缩小变软。

2.实验室检查

(1)性激素测定　乳房为性激素作用的靶器官,乳腺组织受卵巢内分泌周期性调节,并产生相应的周期性变化。根据患者前2个月经周期确定黄体期,上午8:00—10:00取静脉血,检测雌二醇、黄体酮、睾酮、催乳素、促卵泡激素(follicle-stimulating hormone,FSH)及黄体生成素的含量,了解内分泌功能是否紊乱。

(2)肿瘤标志物测定　CA153是乳腺癌最重要的特异性标志物。30%~50%的乳腺癌患者的CA153明显升高,检测CA153的含量,排除乳腺癌。

3.辅助检查

(1)B超检查　常规3个月检查一次,观察患侧乳房内有无肿块、肿块大小及回声性质。

(2)钼钯检查　对于满35周岁且3个月内无妊娠计划的患者,建议常规每年检查一次,观测患者乳房内有没有钙化灶,排除钙化灶为首发的乳腺癌等可能。

[诊断规范]

诊断参照中华中医药外科分会乳腺病专业委员会第八次会议通过的标准。

(1)乳房有不同程度的胀痛、刺痛或隐痛,可放射至腋下、肩背部,可与月经、情绪变化有相关性,连续3个月或间断疼痛3~6个月不缓解。

(2)单侧或双侧乳房发生单个或多个大小不等、形状多样的肿块,肿块可分散于整个乳房,与周围组织界限不清,与皮肤或深部组织不粘连,推之可动,可有触痛,且可随情绪及月经周期的变化而消长,部分患者乳头可有溢液或瘙痒。

(3)B超检查排除乳腺炎、乳腺纤维腺瘤等其他良恶性病变。

【鉴别诊断】

乳腺增生病需与乳腺纤维腺瘤和乳房结核、乳腺癌相鉴别。

1.乳腺纤维腺瘤

乳腺增生病和乳腺纤维腺瘤均可见乳房部肿块,但前者肿块可发生于单侧或双侧,肿块的大小不一、边界不清,分为片状型、结节型、混合型和弥漫型;而后者肿块多发生于一侧,肿块形如丸卵,表面坚实光滑,边界清楚。

2.乳房结核

乳腺增生病和乳房结核均可见乳房部肿块,但前者肿块质地柔韧,推之可移,不与皮肤粘连;后者乳房部肿块质地坚实,推之不移,与皮肤粘连,肿块成脓时变软,溃破后形成瘘管,经久不愈。

3.乳腺癌

乳腺增生病和乳腺癌均可见乳房部肿块,但前者月经前乳房胀痛明显,经后疼痛减轻,乳房部肿块质地柔韧,推之可移,表面光滑,不与皮肤粘连,预后好;后者乳房部肿块不痛,质地坚硬,推之不移,表面不光滑,凹凸不平,可与皮肤粘连,预后差。

【辨证论治】

1.偏肝郁气滞证

证候:多见于青壮年妇女,乳房胀痛、窜痛,疼痛和肿块与月经、情绪变化相关,烦躁易怒,两胁胀满,肿块呈单一片状、质软,触痛明显。舌质淡红,苔薄白或薄黄,脉弦。

治法:疏肝理气,兼活血化瘀,调补冲任。

方药:柴胡疏肝散(《景岳全书》)加减。柴胡、郁金、莪术、三棱、青皮、陈皮、仙茅、仙灵脾、茯苓、白术、佛手、玫瑰花、八月札。口苦、烦躁易怒者,加夏枯草、栀子、知母;对于寐差者,加首乌藤、合欢花、柏子仁。

2.偏痰瘀互结证

证候:乳房刺痛,肿块呈多样性,边界不清,质韧。舌暗红或青紫,或舌边尖有瘀斑,或舌下脉络粗胀、青紫。乳房胀痛和肿块与月经、情绪不甚相关,月经愆期,行经不畅或伴有瘀块。舌苔腻,脉涩、弦或滑。

治法:化痰散瘀,兼疏肝理气,调补冲任。

方药:柴胡疏肝散(《景岳全书》)加减。柴胡、郁金、莪术、三棱、桃仁、红花、仙茅、仙灵脾、茯苓、川芎、白术、猫爪草、蛇舌草、丹参、赤芍。疼痛甚者,加制元胡;对于结块质硬者,加穿山甲、生牡蛎、白芥子。

3.冲任失调证

证候:多见于中年妇女,乳房疼痛较轻或无疼痛,腰膝酸软或伴足跟疼痛,月经周期紊乱,量少或行经天数短暂或淋漓不尽,或闭经,伴头晕耳鸣。舌质淡,苔薄白,脉细。

治法:调补冲任,兼活血化瘀,疏肝理气。

方药:柴胡疏肝散(《景岳全书》)加减。柴胡、郁金、仙茅、仙灵脾、桑寄生、杜仲、莪术、茯苓、山药、白术、白芍。对于肝郁化火、月经量少者,经前加益母草、桃仁;对于有妇科炎症者,加红藤、败酱草;对于有乳头溢液者,加炒麦芽、鸡内金、枇杷叶。

【外治方法】

贴膏:主要药物有甘遂、木鳖子、生草乌、生南星等,按传统制膏法制作。贴膏时视局部肿块大小而别,5日一换,连用3个月。

【其他治疗】

1.中成药

(1)乳癖散结颗粒　每次1包,每日3次。温开水送服,经期停服,连服3个月为一疗程。

(2)岩鹿乳康片　每次4片,每日3次。温开水送服,经期停服,连服3个月为一疗程。

2.穴位埋线

辨证选穴,将羊肠线埋入穴位,一方面利用肠线作为异性蛋白埋入穴位,可提高机体应激、抗感染能力;同时,肠线在组织中被分解吸收,对穴位起到持续刺激作用,提高药物疗效,达到治疗目的,且操作方便。取期门、乳根、足三里为基础穴,根据症状,配伍三阴交、丰隆、天枢等穴。适用于想提高中药疗效或不想服中药的患者。

【预防调护】

(1)保持情绪稳定,心情舒畅。

(2)以素食为主,适当控制高蛋白、高脂肪类食物的摄入。

(3)不服用含有激素的保健品。

(4)及时治疗月经失调等妇科疾患和其他内分泌疾病。

(5)重视乳房自检,定期复查。

(6)适当锻炼。

【疗效标准】

参照中华中医药外科分会第二次乳腺病学术会议制订的疗效标准。

治愈:乳房肿块及疼痛完全消失。

显效:乳房最大肿块直径缩小 1/2 以上,乳房疼痛基本消失。

有效:乳房最大肿块直径缩小不足 1/2,或肿块变软,疼痛减轻。

无效:乳房肿块无变化或增大,疼痛未减或加重。

【楼丽华名中医谈】

乳腺增生病属于中医"乳癖"范畴[1],是以乳房不同程度的疼痛、单侧或双侧乳房内单个或多个大小不等的肿块,并与月经、情绪变化有相关性为临床表现的病证。它是一种既非炎症亦非肿瘤的增生性病变,是以乳腺腺泡、导管上皮细胞以及结缔组织增生为基本病理变化的一类疾病的总称。乳房出现肿块和胀痛,每每随着月经周期的变化而加重或减轻,一般在月经来潮前加重,经后缓解。本病肿块的临床特点正如《外科正宗》所述"乳癖乃乳中结核,形如丸卵,或坠垂作痛,或不痛,皮色不变,其核随喜怒消长……",它清楚地描述并阐明了本病的主症是乳房的肿块和疼痛,且与情志有周期性变化的相关性,这些临床体征与现今乳腺增生病的症候颇为一致。现代医学认为乳房为性激素作用的靶器官,其在下丘脑—垂体—卵巢轴及其他内分泌激素的综合作用下,发生从胚胎逐步发育、增殖与复旧交替,至最终退化的一系列发展变化。乳腺增生病的发病原因主要是内分泌失调,这种观点已被大多数学者认可。本病的发生发展与卵巢内分泌状态密切相关。乳腺组织与子宫内膜一样,受卵巢内分泌周期性调节,并产生相应的周期性变化。因此,乳房也存在相应的增殖和复旧的周期性改变。排卵前期黄体生成素和雌二醇分泌不足,以及黄体期雌二醇绝对或相对增高,黄体酮分泌相对或绝对不足,失去制约雌二醇与保护乳腺组织的作用,使乳腺组织不断处于雌激素的刺激之中,乳腺组织不能由增殖转入复旧或复旧不全,久而久之引起乳腺组织增生,此为导致本病发生的关键。此外,催乳素的升高亦直接刺激乳腺组织,并进一步抑制黄体期黄体酮的分泌,同时能刺激雌二醇的合成,有助于升高雌激素水平,导致雌二醇与黄体酮的比例失调,致使雌激素持续对乳腺组织产生不良刺激,从而引起乳腺增生。人体乳腺靶器官对内分泌环境改变所引起的生理性反应具有敏感的差异,故而导致乳腺增生病病理变化及临床表现上的复杂性、多样性。

乳腺增生病的诊断可从以下几方面着手:触诊发现单侧或双侧乳房肿块,大小不等,形态不一,呈条索状、结节状,边界不清,质地偏韧,活动度可。乳房B超显示乳腺腺体结构紊乱,可呈"蜂窝状改变",或可及扩张导管。乳房钼靶可表现为乳腺腺体致密。部分乳腺癌的症状和体征与乳腺增生病十分相似,如若误诊,将延误病情,故明确诊断和病证十分重要。在诊断乳腺增生病时应结合触诊和影像学检查。对于一些不对称、质地偏韧、类似增生的肿块,楼师认为可使用真空辅助乳腺微创旋切术(麦默通)进行活检和病理切片,做定性诊断。[2]

系统查阅古典医籍可以发现古人创立了许多对治疗乳腺增生病行之有效的方剂,如《外科真诠》中的和乳汤,《疡科心得集》中的肉桂膏、疏肝导滞汤,《疮疡经验全书》中的开郁顺气汤,《赤水玄珠》中的烧丹丸,《疡医大全》中的军门立效散、化圣通滞汤等。通过对文献的梳理发现,古代医家对本病多采用疏肝解郁、活血化瘀、健脾化痰、调理冲任等治疗方法,在治疗中虽有主次之分,而实际应用又常互相参合应用。楼师认为,乳癖与肝、脾、胃、冲任有密切关系。乳房是一个随月经周期不断发生周期性变化的器官,《疡科心得集》曰"乳癖由肝气不舒郁结而成",肝郁气滞,气机不畅,气机不畅则津液凝聚成痰,血涩凝滞成瘀,而女子冲任又是妇女病的根本所在。因此,楼师将"乳癖"一病辨证分为三种基本证型,对应三种病机,即肝郁气滞、痰瘀互结、冲任失调这三种基本病机,但临床上往往不是单一病机致病,而是三种病机结合而为病,随个体差异而各有侧重,故治疗时须同时兼顾这三种病机,再根据其病机侧重加减用药。[3]多年的研究表明,三机并调治疗乳腺增生病的方法有调节患者体内性激素水平的功效。[4]

楼师认为,对于属轻微乳腺增生病的患者,如没有任何疼痛等症状,则可以考虑不用药物治疗,通过放松心情,规律生活,注意饮食,即可达到一定治疗效果;如疼痛影响到患者的日常工作与生活,则应该给予一定的药物治疗,西医治疗以激素为主,其疗效不确切,不仅有副作用,而且容易复发,许多学者持反对态度,而中医中药在治疗乳腺病方面具有很大的优势,其副作用小,疗效显著,易被人们接受。

对于中药治疗乳腺增生病,楼师在辨病与辨证的基础上,结合临床经验,以3个月为一个疗程,以疏肝理气、调节冲任为主,方用柴胡疏肝散加减。柴胡、郁金疏肝理气,仙茅、仙灵脾温补肾阳、调理冲任,白术、茯苓健脾燥湿化痰,三棱、莪术破血逐瘀等,临床根据患者的不同兼证,配伍适当药物加以调理,如对于口苦、易怒者,加夏枯草、栀子、知母;对于乳房疼痛明显者,加制元胡、川楝子;对于乳头溢液者,加炒麦芽、鸡内金、生山楂;对于胃部不适者,加煅瓦楞子;对于结块质硬者,加穿山甲、生牡蛎等。辅以中成药内服,更是提高了中药的疗效。除此以外,临床还常加穴位埋线作为辅助治疗,可吸收线在未被吸收前,会对穴位有机械性的刺激作用,提高机体应激、抗感染能力;在吸收过程中又起到异体蛋白的作用,从而使刺激时间延长,刺激强度增加,且操作方便,无不良反应。"肝足厥阴之脉……上贯膈,布胁肋""胃足阳明之脉……从缺盆下乳内廉……",故取乳根、期门、足三里为基础穴。期门为肝募穴,疏肝理气。乳根、足三里属足阳明胃经,针刺足三里可调节妇女内分泌功能,且针刺此穴还有强壮保健的作用,能激活巨噬细胞,提高其吞噬指数,达到抑制病灶、促使肿块缩小或消散的目的。临床上根据其症状侧重不同,可配伍三阴交、丰隆等穴。三阴交养血滋阴,调补气血,与足三里相配,能起到调理脾胃、化痰浊的作用。同时,每到冬季,楼师还用膏方调理乳腺增生病。膏方是一种具有高级营养滋补和预防治疗的综合作用的成药,从现代医学来讲,它具有调节免疫、增强人体免疫功能的作用,虽然现代诸多医家认为乳腺增生患者不应使用补益之剂,概因多数补益之品含有一定量的雌激素。雌激素是一把"双刃剑",其能延长女性的"青春期",但也会引起乳腺导管上皮细胞增生,甚至癌变。楼师认为,只要用方遣药得宜,世人皆可服用膏方补虚祛病。总之,在针对这些患者开具膏方时,应根据本病的主要病机,予以重用健脾益气、疏肝理气活血之剂,并结合现代药理研究遣方用药,量体用药,可取得不错的临床效果。[5]另外,乳腺增生病与情志因素关系密切,《潘氏外科秘本九种·瘰症歌诀》曰:"乳癖厥阴郁积成,喜消怒长卵之形。"《罗氏会约医镜·乳病门》曰:"大凡乳证,因恚怒者……"因此,在日常生活中,患者要学会乳房的自检和复查,谨记"慎饮食,畅情志",注意劳逸结合,保持良好情绪,心情舒畅,工作有序,生活和谐,维持一个健康的生活方式。

【文献选读】

(1)《外科正宗》(明·陈实功)曰:"乳癖乃乳中结核,形如丸卵,或坠重作痛,或不痛,皮色不变,其核随喜怒消长。"

(2)《外证医案汇编》(清·余景和)曰:"若治乳从一气字着笔,无论虚实新久,温凉攻补,各方之中,挟理气疏络之品,使其乳络舒通。气为血之帅,气行则血行……自然壅者易通,郁者易达,结者易散,坚者易软。"

(3)《外科真诠》(清·邹伍峰)曰:"乳癖乳房结核坚硬,始如钱大,渐大如桃、如卵,皮色如常,遇寒作痛。总由形寒饮冷,加以气郁痰饮流入胃络,积聚不散所致,年少气盛,患一二载者内服和乳汤加附子七分,煨姜一片,即可消散。若年老气衰,患经数载者不治,宜节饮食,息恼怒,庶免乳岩之变。"

(肖帅丽)

第二节　乳腺囊肿

乳腺囊肿是一个充满液体的囊状物,分单纯囊肿和积乳囊肿两类。乳腺单纯囊肿是乳腺囊性增生病的一个类型,其形成是由于病变部位的乳腺导管上皮细胞有明显的顶浆分泌,使导管呈囊性扩张形成囊肿,囊肿壁内衬一层扁平上皮而无明显增生表现。临床表现为妇女短时间内出现的良性囊性肿物,属于中医学"乳癖"范畴。单纯囊肿好发于30～50岁妇女,特别是即将停经的妇女。积乳囊肿是指乳汁在乳管内积聚而形成的囊肿,多见于妊娠或哺乳期妇女,乳汁分泌而乳腺导管不通畅是积乳囊肿的病因。乳腺囊肿合并感染时,属于中医学"乳痈"范畴。

【病因病机】

本病多因情志不遂,忧郁不解,久郁伤肝,或受到精神刺激,急躁恼怒,导致肝气郁结,气机阻滞,蕴结于乳房胃络,乳络经脉阻塞不通,不通则痛而引起乳房疼痛;肝气郁久化热,热灼津液为痰,气滞痰凝血瘀而成乳房肿块。或因冲任失调,气血瘀滞,或阳虚痰湿内结,经脉阻塞而致乳房结块、疼痛、月经不调。本病病性属本虚标实,冲任失调、肝气郁结、痰凝血瘀为发病之本。病位在肝、脾、肾。

【诊断依据】

1.临床表现

(1)乳房肿块 单侧或双侧乳房触及单发或多发肿块,肿块呈圆形或椭圆形,质地中等,光滑,活动可,伴或不伴压痛。肿块可在短时间内迅速增大。

(2)乳房胀痛 可伴有单侧或双侧乳房胀痛不适,可随月经周期而变化。

(3)当合并感染时,可见肿块局部红肿热痛,伴或不伴全身发热。

2.实验室检查

(1)血常规检查 白细胞计数、中性粒细胞计数及中性粒细胞比值是急性化脓性感染最常见的敏感指标。如囊肿合并感染时,白细胞计数、中性粒细胞计数及中性粒细胞比值可升高。

(2)CRP检测 CRP检测在细菌性感染疾病诊断中具有重要的临床意义,类似白细胞计数,且更敏感,结果稳定。如囊肿合并感染,则CRP可在数小时内迅速增高,并随病情好转而迅速下降至正常。

(3)细菌培养＋药敏试验 乳腺囊肿合并感染时,对患者囊肿液进行细菌培养及药物敏感度测定,根据测定结果指导临床抗生素应用。

(4)性激素检查 性激素检查可了解患者体内垂体-性腺激素的分泌情况。

3.辅助检查

(1)乳腺B超检查　单纯囊肿表现为圆形或椭圆形的无回声区,边界清晰,包膜完整,后方有增强效应,两侧边缘有侧边声影,彩色多普勒检查显示内部大多无明显血流信号。积乳囊肿多表现为圆形或椭圆形的不均质回声或低回声区,包膜完整,可伴钙化。

(2)乳腺钼靶检查　可见圆形或椭圆形或分叶状致密阴影,边缘光滑,密度均匀,大小与临床触诊相仿。

(3)囊肿穿刺　可见淡黄色、深黄色、棕色或乳汁状液体,并行细胞学检查排除恶性病变。

【鉴别诊断】

乳腺囊肿需与乳腺纤维腺瘤和乳腺癌相鉴别。

(1)乳腺纤维腺瘤　单纯乳腺囊肿及乳腺纤维腺瘤都可表现为圆形或椭圆形乳房肿块,质地中等,光滑,活动可,但乳腺纤维腺瘤B超表现为低回声结节,可与单纯乳腺囊肿的无回声结节相鉴别。

(2)乳腺癌　积乳囊肿B超或钼靶检查常提示肿块合并钙化,需与乳腺癌相鉴别。乳腺癌的乳房肿块常形态不规则,边界不清,质硬,活度差,B超提示肿块形态不规则,边缘呈蟹足样,内回声不均匀,没有明显包膜,钙化灶一般为微粒或簇状,与皮肤较固定,彩色多普勒检查显示内部有穿支样血流信号,阻力指数常大于0.7。而积乳囊肿的乳房肿块多光滑,边界清楚,活动度可,B超提示肿块一般边界清晰,包膜完整,钙化灶大部分为粗钙化,彩色多普勒内部未见明显血流信号,如发生感染,有时可见血流信号,但阻力指数常小于0.7。

【辨证论治】

1.肝郁痰凝

证候:乳房结块,光滑,活动,质中。伴烦躁易怒或善思多虑,虚烦失眠,胸胁胀满。舌淡红,苔薄白或薄黄,脉弦滑。

治法:疏肝理气,化痰散结。

方药:逍遥散合海藻玉壶汤加减。柴胡、陈皮、海藻、桃仁、牡蛎、白术、茯苓、天冬、青皮、甘草。

2.痰凝血瘀

证候:乳房肿块呈多样性,边界不清,可伴有刺痛。月经延期,行经不畅或伴有瘀块。舌暗红或青紫,或舌边尖有瘀斑,或舌苔腻,脉涩或弦滑。

治法:化痰散结,活血祛瘀。

方药:血府逐瘀汤合逍遥蒌贝散加减。柴胡、郁金、三棱、茯苓、浙贝、牡蛎、丹参、陈皮、甘草。

3.冲任失调

证候:乳房结块,光滑,活动,扪之有囊性感。常伴有月经不调,腰膝酸软或伴足跟痛,头晕耳鸣。舌淡红,苔薄,脉细。

治法:调摄冲任。

方药:二仙汤合逍遥散加减。仙茅、仙灵脾、桃仁、三棱、柴胡、郁金、茯苓、白术、山药、陈皮、甘草。

【外治方法】

1.囊肿穿刺+空气造影[6]

对于长径大于1.0cm的囊肿或长径0.5~1.0cm且位于乳腺组织较浅表者,可行穿刺抽液法,并做空气造影,以排除囊壁占位性病变。

2.囊肿穿刺+囊内药物注射治疗

临床文献报道多见采用乳腺囊肿穿刺配合药物注射治疗者,药物包括无水乙醇[7,8]、曲安奈德注射液[8,9]、醋酸曲安西龙[10]、地塞米松+庆大霉素[11]等。

3.囊肿穿刺+定点透皮缝合[12]

患者取平卧位,常规消毒铺巾,用1%利多卡因注射液局部皮下浸润麻醉,普通注射器接7号针头,1号外用缝合丝线备用。左手将囊肿压紧固定,右手持注射器于囊肿中心穿刺进入,边抽吸边观察囊液外观性状。左手在抽吸过程中不移除,当囊肿抽吸完后用于定位缝合,将事先准备好的缝合针于左手定位位置取中心透皮缝合,在表皮打结,根据囊肿大小适当加减针数,笔者经验为对于小于2cm的囊肿,定点缝合1针即可,3~4cm的囊肿需加缝 1 针,5cm 以上可缝合 4 针,术后局部正常包扎。观察 30 分钟后无不适,即可回家。术后 3 天拆线。

4.手术切除(略)

【其他治疗】

1.针灸治法

针刺乳根、期门、内关、太冲,用平补平泻法,留针 20～30 分钟,每日或隔日一次,15 次为一个疗程。对于肝郁痰凝者,加丰隆、足三里;对于痰凝血瘀者,加膈俞。

2.中成药

乳癖消片每次 3 片,每日 3 次,温开水送服,经期停服。

【预防调护】

(1)调摄情志,如保持心情愉悦,少生气,合理排解生活压力。

(2)避免外源性雌激素的摄入,慎服可引起内源性性激素紊乱的药物和食物。

【疗效标准】

疗效标准如下:

治愈:肿块消失,疼痛消失,停药后无复发。

好转:肿块减少、缩小,疼痛减少或经治疗后肿块消失但又复发,但复发者较前为小。

未愈:肿块及疼痛无变化。

【楼丽华名中医谈】

乳腺囊肿是一种良性的乳房疾病,常多发,且生长快,手术难以逐个切除,复发率高,有一定的恶变率,仅根据临床触诊,囊肿不易与乳腺纤维腺瘤、乳腺癌等肿块区别,因此首先需通过 B 超、钼靶、囊肿穿刺充气造影及细胞学检查排除恶性病变,从而明确诊断。明确诊断后,再根据不同类别采取不同的综合治疗。

对于长径大于 1.0cm 的囊肿或长径为 0.5～1.0cm 且位于乳腺组织较浅表者,首选穿刺抽液法。穿刺法采用普通 7 号针头,斜向进针,有脱空感后即可抽液,尽可能抽空囊内液体,再注入等量空气,这样可以使囊壁粘连而自行封闭。随着时间的延长,空气被逐渐吸收,囊肿萎缩形成瘢痕,即形成瘢痕化囊肿,既可避免局部再发,又能防止因注射硬化剂致乳房硬结。在囊肿穿刺过程中应观察穿刺液的颜色,抽出的液体通常呈绿色、棕色、黄色或乳汁状,如抽出血性液体,则应手术切除,以明确诊断。穿刺后常规行囊肿空气造影,穿刺液行脱落细胞学检查。如囊肿重复抽吸 3 次之后重新出现,则也需要手术活检。

对于长径在 1.0cm 以内的小囊肿或多发囊肿,可行中医药口服治疗。内治法又分单纯囊肿和积乳囊肿而区别对待。对于单纯囊肿,楼师认为乳腺囊肿局部穿刺抽吸虽能使肿块迅速消失,但易反复发作。此外,对于一些不可触及的小囊肿以及多部位反复发作者,应内服中药以治本。楼师认为本病病机多为肝郁气滞、冲任失调、痰湿瘀滞,治疗上应三者兼顾,以疏肝理气为先,选用柴胡、郁金、川楝子、八月札、佛手等药。调理冲任求本,选用仙茅、仙灵脾、菟丝子等。健脾化痰必用陈皮、茯苓、白术,并加薏苡仁、车前草健脾祛湿以绝生痰之源。另外,如性激素检查发现孕激素升高者,加菟丝子、女贞子;对于催乳素升高者,加鸡内金、枇杷叶、砂仁、生麦芽、炒麦芽。积乳囊肿系感染、外伤、乳腺结构不良等多种原因素导致乳腺导管堵塞、乳汁淤积、导管呈囊性膨胀、腺泡破裂,彼此融合,形成大小不等的囊肿。楼师认为其基本病机为寒痰凝滞,治疗当温补和阳,散寒通滞,方用阳和汤加减。

对于乳腺囊肿伴感染者,楼师认为首先当控制感染。本病中医辨证当属"乳痈"范畴,可参照"乳痈"治疗,采用阳和汤加减内服配合穿刺抽液治疗,待感染控制、炎症消退后,根据残留病灶大小酌情考虑手术治疗。临床发现,此法疗效确切,明显优于抗生素治疗。[13]

(周　丹)

【参考文献】

[1]杨素清.乳腺增生病的研究进展[J].中医药信息,2004,21(4):

23 –24.

[2]孙妮旎,楼丽华.楼丽华教授治疗乳腺增生病经验总结[J].浙江中西医结合杂志,2009,19(11):677 – 678.

[3]楼丽华.乳腺病诊治漫谈[J].江苏中医药,2011,43(12):28 – 29.

[4]沃兴德,楼丽华,李万里,等.乳腺康对乳腺增生病患者垂体-性腺激素周期节律的影响[J].中国中西医结合杂志,1996(10):600 – 603.

[5]王慧萍,楼丽华.楼丽华应用膏方治疗乳腺增生病经验[J].浙江中西医结合杂志,2009,19(6):355 – 356.

[6]娄海波.楼丽华治疗乳房囊肿经验[J].实用中医药杂志,2008,24(10):665.

[7]徐翔,曾清华,廖丽华,等.超声引导穿刺注入无水乙醇治疗乳腺囊肿 30 例[J].江西医学院学报,2009,49(8):88 – 89.

[8]程晓博,涂巍.超声引导下应用无水乙醇注射液与曲安奈德注射液治疗单纯性乳腺囊肿的疗效比较[J].实用药物与临床,2013,16(5):401 –402.

[9]周岚.B 超监控下用曲安奈德注射液治疗单纯性乳腺囊肿的临床观察[J].中外医学研究,2010,8(6):78 – 79.

[10]路东晓,陶站群.乳腺囊肿穿刺并注射醋酸曲安西龙 91 例的治疗分析[J].医学信息,2013,26(4):273 – 274.

[11]佘文洁,韩晓蓉.乳腺囊肿穿刺注药治疗的疗效观察[J].医学信息(下旬刊),2009,1(11):70 – 71.

[12]孟庆榆,代春梅,王庆霞,等.定点透皮缝合治疗单纯性乳腺囊肿 50 例的临床研究[J].中国伤残医学,2013,21(1):54.

[13]谢小红,洪日,赵虹,等.温通法治疗乳腺囊肿继发感染临床观察[J].浙江中医药大学学报,2010,34(5):669 – 670.

第四章　乳腺发育异常疾病

楼丽华中医乳房病学

　　乳腺的发育受到多种因素的影响,一般女性在16～17岁时乳房发育趋于成熟。在这一阶段,乳房外形丰满,双侧乳房基本对称。乳房的大小因人而异,一般身材瘦长者乳房较小,矮胖者较丰满,使用软尺从乳房上缘经乳头至乳房下缘测量直径,16～18cm者均为正常。然而,受遗传、内分泌、乳房发育进程改变及先天性畸形等因素的影响,乳房发育还可能出现乳房肥大或发育不良、乳房先天性畸形、多乳房及多乳头等异常发育病证。此外,男性乳房受内分泌激素紊乱或药物影响,也会在多个年龄段出现乳房异常发育的现象。

　　乳腺发育异常疾病往往会给患者带来较大的痛苦,在生理上甚至心理上对患者造成伤害。楼师长期致力于乳房病的临床和基础研究,在临床医疗实践中搜集了大量乳腺发育异常的病例,临证以中医药治疗乳腺发育异常疾病,调控乳腺发育进程,获得了显著的疗效。

第一节　男性乳房发育症

　　男性乳房发育症(gynecomastia,GYN),又称男性乳房肥大症或男子女性型乳房,是指男性在不同的年龄阶段,由于不同病因出现单侧或双侧乳房肥大,通常以乳房无痛性、进行性增大,有或无乳房胀痛,乳晕下触及痛性肿块为主要表现,个别可见乳头回缩和乳头溢液,甚至部分患者的乳房外形与青春期少女相似。临床上将不同年龄阶段及不同特性的男性乳房发育症又分为青春期乳房肥大、中老年性乳房肥大及特发性男性乳房肥大等。

随着社会生活水平的提高,摄食结构发生改变,油炸食物食用增多,精神压力增大,部分青少年服用蜂王浆及花粉等保健品,以及中老年男性因治疗其他疾病服用的部分药物等影响,乳房异常发育的发病率明显上升。

【流行病学】

男性乳房肥大是一种常见病,主要表现为男性乳房组织异常发育,乳腺结缔组织异常增殖,单侧或双侧出现疼痛性结块,通常以乳房无痛性进行性增大或乳晕下区域出现触痛性肿块为特征。Rohrich 等[1]报道,GYN 在男性群体的发病率为 32%～65%,是男性乳房最常见的病变[2,3]。Gunhan-Bilgen 等[4]报道,在 10 年内收治的 236 例男性乳房疾病患者中,GYN 为 206 例,占 87.3%。也有国内专家报道 GYN 约占男性乳房疾病的 60%～80%。[5]发病几乎见于任何年龄段,通常在新生儿和青春期的发病较为短暂,良性居多,但青春期前、青年及中年发病需采取进一步检查以排除乳腺癌及其他新生物的可能。左、右侧乳房发生率无显著差别,以双侧乳房肥大多见。[6]

现代医学认为,男性乳房异常发育与内分泌激素紊乱有关。[7]内分泌失调导致体内雌激素相对或绝对增高,进而刺激乳腺上皮组织增生,导致男性乳房异常发育。另外,雄激素受体的缺陷或局部乳腺组织中雌激素受体含量增高,也可能在本病的形成中起重要作用。中医学对于男性乳房发育早有论述,该病属"乳疬"范畴,其基本病因病机在于肾气不足、冲任失调、肝气郁结。[8]

【分　类】

按照病因分类,男性乳房发育症可分为生理性、病理性、药物性和特发性[9],其中以生理性为多见。

1.生理性男性乳房发育症

新生儿期和发育期是男性乳房发育疾病的高发时期。[10]新生儿期男性乳房发育症的发生率为 $60\%\sim90\%$[11]，临床表现为乳房结节增大，可能是受到母亲体内雌激素影响所致，一般起病一周后逐渐消失，偶见持续数月者。有研究显示，发育期男性乳房发育症的发生率为 40.5%[12]，多见于 $14\sim18$ 岁男孩，表现为乳房结节和胀痛，可能与生长激素、性激素及肾上腺激素对乳腺的刺激有关，随年龄增长，大多可于发育期后消退；中年后期男性乳房发育症的发生率约为 40%[13]，多在 50 岁以后出现，可能与体内雄激素水平的全面下降有关。

2.病理性男性乳房发育症

病理性男性乳房发育症的发病机制目前尚不清楚，多数学者认为其与体内雌激素比例失调而导致的雌激素水平绝对或相对过高，或乳腺组织对雌激素的敏感性增加有关[14]，该病多见于睾丸功能不全或减退患者，激素灭活障碍的肝病患者以及用雌激素治疗的前列腺疾病患者；也可见于 Kallman 综合征，垂体前叶功能减低，下丘脑、垂体或松果体肿瘤，甲状腺功能亢进或减退，慢性营养不良，长期服用某些药物及某些肿瘤患者。

3.特发性男性乳房发育症

特发性男性乳房发育症多因终末器官对正常浓度的雌激素敏感度增加所致，常见于青春前期（6～8 岁）。其表现为只有乳腺体积增大，状如青春期少女乳房，而乳头、乳晕发育良好，生殖器官及其他器官一般不伴有发育异常及相关病变。

4.药物性男性乳房发育症

多种药物可导致病症发生，如胺碘酮、钙通道阻滞剂、中枢神经系统药物、西咪替丁及氟他胺（雄激素受体拮抗剂）、部分抗肿瘤药物（损害睾丸间质细胞，使性腺功能减退）、雄激素（影响雌激素的芳构化过程）、雌激素（直接刺激乳腺发育）、人绒毛膜促性腺激素、异烟肼、酮康唑及甲硝唑（抑制雌激素分泌）、螺内酯（雄激素受体拮抗剂）、青霉胺、吩噻嗪类（增加血清催乳素水平）、茶碱类等。

Simon 分类[15]：按乳房的大小以及有无多余皮肤分为三类四级。

Ⅰ类：乳房轻度增大，没有多余皮肤。

ⅡA 类：乳房中等程度增大，没有多余皮肤。

ⅡB 类：乳房中等程度增大，伴有多余皮肤。

Ⅲ类:乳房显著增大,伴有明显多余皮肤,类似下垂的女性乳房。

根据 Simon 分类法,可在术前决定手术采取的切口类型以及帮助判断术中是否需要切除多余的皮肤。如ⅡA类患者去除乳腺组织后,无须切除皮肤。对于ⅡB类患者,根据年龄和皮肤的回缩性判断是否需要切除皮肤,年龄较轻且皮肤回缩性较好的患者,去除乳腺组织和脂肪后,无须切除多余的皮肤;反之,对于年龄较大且皮肤回缩性较差的患者,在去除乳腺组织和脂肪组织后需要切除部分皮肤。对于Ⅲ类患者,在去除乳腺组织和脂肪组织后,再切除一定量的皮肤可以使术后胸部外形恢复良好。

Cohan 分类[16]:将男性乳房增大按乳腺组织中乳腺实质与脂肪组织的比例分为以下 3 型,其中以腺体脂肪型最为常见。

腺体型:增大的乳房以乳腺实质增殖为主。

脂肪型:增大的乳房以脂肪组织的增殖为主,多见于肥胖的男性减肥以后出现的乳房增大。

腺体脂肪型:增大的乳房中乳腺实质和脂肪组织均有增殖。

根据 Cohan 分类法,可在术前决定患者需要采取何种手术方式。对于腺体型患者,需采用锐性切除的方法去除乳腺实质,可辅以吸脂术改善胸部外形。对于脂肪型患者,可采用吸脂加锐性切除的方法治疗或单纯用吸脂的方法治疗。对于腺体脂肪型患者,需要合并使用吸脂和锐性切除的方法治疗。

由于单纯依靠术前查体很难准确区分乳腺实质和脂肪组织的确切比例,因此必须结合病史综合考虑方可决定采取何种术式。

【病因病机】

中医学认为,本病主要由肝郁肾亏、痰瘀凝结而成。

《疡科心得集·乳痈乳疽证》指出:"男子乳头属肝,乳房属肾,以肝虚血燥,肾虚精怯,故结肿痈。"《外证医案汇编·乳胁腋肋部》曰:"男子之乳房属肾,何也?男以气为主,女以血为先,足少阴肾之脉,络膀胱,其直者从肾上贯肝膈,入肺中,水中一点真阳,直透三阴之上。水不涵木,木气不舒,真阳不能上达。乳中结核,气郁……虽云肝病,其本在肾。"肾藏精,肝藏血,精血互化,为母子之脏。肝藏血及主疏泄功能有赖于肾气的温煦资助。若先天禀赋不足,肾气不充;或年老体弱,肾虚精亏;或久病及肾,肾失濡养,以致肾虚精亏等使肾之阴阳失调,肾气不足,冲任失调。冲任两脉起于胞中,任为阴脉之海,循腹里,上关元至胸中,冲为血海之脉夹脐上行,至胸中而散;冲任失调导致经脉气血循行失调、循经聚于乳络而引起乳病。[17]肝主疏泄,主调节气机,肝气疏泄失职,肝气郁结,气滞血瘀,进而郁久化火,炼液成痰,或横逆脾土,脾失健运,聚湿成痰,乃至气滞、血瘀、痰凝结于乳络,乳络不通而发为本病。[18]由此可见,肾气不足、冲任失调、肝气郁结为发病之本,脾失健运、气滞夹痰瘀凝滞为发病之标。故男性乳房发育症的发生与肝肾功能失调密切相关,其病变的脏腑主要为肝、肾。[19]

男性乳房发育症的病因病机主要包括:

(1)冲任失调 多见于青春发育期发病者。先天禀赋不足,肾气不充,精血不能资助冲任二脉,冲任失调则女子月经不正常,男子睾丸发育不良;精少不足,肝失所养,则肝气郁结,气血运行失常,乳络失和,而成乳病。正是所谓:"虽云肝病,其本在肾。"

(2)肝郁化火 多见于中老年男性患者。情志不遂,或暴怒伤肝,肝气不舒,郁久化火,火灼肝肾之精,炼液成痰,则乳络受阻,结成乳病。

(3)阴虚火旺 多见于中老年男性患者。年事渐高,体衰肾亏;或因房劳伤肾,肾阴不足,虚火自炎;或水不涵木,气郁化火,皆能炼液成痰,则痰火互结,阻于乳络,而成乳病。如《医学入门》所云:"盖由怒火防御过度,以致肝虚血燥,肾虚精怯,不得上行,痰湿凝滞亦能结核。"

【诊断依据】

1. 临床表现

男性乳房发育症的临床表现主要有:

(1)男性单侧或双侧乳腺呈女性发育,增生肥大。

(2)乳晕下可触及盘状、扇状、分支状或条索状,质地较硬,边缘清楚的弥漫性肿块,直径一般为2～3cm,有一定的活动度,与皮肤无粘连。

(3)少数患者有乳房胀痛或轻度压痛,部分还可能出现乳头溢液。

(4)部分患者伴有其他女性特征,如声音变尖、面部无须、臀部宽阔、阴毛呈女性分布等。

2. 实验室检查

(1)甲状腺功能检查 检测血 T_3、T_4、促甲状腺激素。

（2）肾上腺功能检查　检测促肾上腺皮质激素、血尿皮质醇。

（3）肝肾功能检查。

（4）性腺功能检查。

（5）基因检查　口腔黏膜性染色质及染色体、核型等检查。

（6）组织病理学检查　以上检查尚不能确诊原发性病变时，可行细针吸取肿物细胞检查或活体组织检查。

3.辅助检查

（1）X线检查　男性乳房发育症的X线特征是乳头后方可见扇形或分支状的致密影[20]，根据致密影的特点又可分为3型。

结节型：乳头后方出现边界清楚的结节，向乳腺深部组织延伸，后缘模糊，逐渐消失于前胸壁脂肪组织内。

分支型：乳头后方分布的分支状结构呈线状、条索状或分支状，呈放射状向乳腺深部脂肪组织延伸。

弥漫型：乳腺内弥漫的结节样高密度影，类似于女性致密型乳腺的特征。

（2）超声检查　乳腺超声检查有助于男性乳房发育症的诊断，当病变不均匀时作用明显。[21]高频超声探测男性乳腺，能直观显示乳腺大小、形态和内部回声，可为男性乳房发育症的诊断、治疗以及鉴别诊断提供重要依据。[22]B超检查可帮助判别原发性、继发性男性乳房发育症的病理改变是由乳腺管增生和（或）脂肪堆积引起，从而影响治疗手段的选择。[23]

（3）细针穿刺细胞学检查　利用细针穿刺细胞学检查可以鉴别男性乳房发育症患者病灶部位的细胞类型，从而避免癌症或非典型性增生等误诊。[24]

【诊断规范】

诊断标准参照《现代中医乳房病学》[8]。

（1）症状与体征　①可见于各年龄的男性，60%～80%的乳房发育呈双侧，对称或不对称，也有呈单侧发育者（左侧比右侧多见）。②发育乳房的乳晕下可触及孤立结节，质地较硬韧，边缘清楚、整齐，活动良好，与皮肤无粘连，直径2～5cm，肿块位于与乳头呈同心圆位置。另一部分乳腺边缘不清，呈弥漫性增生,与周围的乳腺组织往往融合一起,乳晕下也无明显的结节触及,有些乳房肥大如成年女性。③发育的乳房可有胀痛感,或刺痛、跳痛,如有明显结节,常可压痛或触痛,无疼痛者少见。④一般以挤压乳头有白色乳汁样分泌物为主要表现,自行溢液者少见,此类患者的乳房外观多如成年女性。

(2)排除标准　排除男性乳腺癌,男性乳房部位其他良恶性肿瘤。

(3)辅助检查　钼靶X线摄片、近红外扫描、B超检查、细胞穿刺或组织学检查、内分泌检查。

诊断标准:凡符合上述"症状与体征"中第①项以及第②③④项中之一项+"排除标准"者。必要时应进行"辅助检查"帮助诊断,分清原发性与继发性。

【鉴别诊断】

鉴别诊断参照《现代中医乳房病学》[8]。

(1)男性乳腺癌　乳晕下有质硬、无痛性肿块并迅速增大,与皮肤及周围组织粘连固定,乳头内缩或破溃,乳头溢液呈血性者,要考虑乳岩可能。若伴有腋下淋巴结肿大、质硬者,则更有诊断意义。必要时可做活组织病理检查以确诊。

(2)假性男性乳房发育症　肥胖的男性乳房常因脂肪堆积而增大,形似男性乳房发育症,其与真性的最大区别在于乳房扪诊时,用手指按压乳头,可有一种按入孔中的空虚感,常伴有髋部脂肪沉积。X线摄片示阴影无明显的边界,片中亦无导管增生影。

(3)乳房脂肪瘤　乳房脂肪瘤位于皮下,多为单发,边缘清楚,呈分叶状,触之柔软有假性波动感,与周围组织不粘连等。

【辨证论治】

中医辨证治疗单纯性乳房发育、体质性性早熟性乳房发育、原发性青春期男性乳房发育,以及由内分泌激素紊乱或肝功能减退等引起的乳房异常发育,疗效较好。治疗本病要抓住补肾疏肝的重点,兼以化痰散结。临床上结合不同病机,或侧重于温肾化痰,或侧重于清肝化痰,或侧重于滋阴化痰,疏通乳络不离其宗。

1.冲任失调证

证候:表现为乳房结块,疼痛不甚。伴腰酸神疲,体弱矮小。舌质淡胖,苔薄,脉细无力。

治法:调摄冲任,化痰散结。

方药:二仙汤加减。仙茅、仙灵脾、巴戟天、当归、黄柏、知母、海藻、昆布、牡蛎、莪术。

2.肝郁化火证

证候:表现为多有乳房结块,胀痛明显。伴烦躁易怒,胸胁胀痛,口苦咽干。舌质尖红,苔白或薄黄,脉弦或弦数。

治法:疏肝理气,清热化痰。

方药:丹栀逍遥散加减。白术、柴胡、当归、茯苓、甘草、丹皮、山栀、芍药、夏枯草、制半夏、牡蛎。

3.阴虚火旺证

证候:患者常有乳房结块,隐隐作痛,伴乳头、乳晕部皮色较深。伴头晕耳鸣,五心烦热,口干津少。舌质红,苔少,脉细数。

治法:滋阴泻火,化痰软坚。

方药:知柏地黄汤加减。熟地黄、山茱萸、山药、泽泻、茯苓、牡丹皮、知母、黄柏、夏枯草、炙龟甲、川贝母。

【外治方法】

(1)锐性切除法,通常为皮下乳腺切除术,建议 Simon ⅡB 类患者施行,具有切口显露好、乳腺组织去除较为彻底、较少发生乳头坏死等并发症的特点。锐性切除法包括放射状切口、经腋窝切口、乳晕边缘半环形切口、双环形切口等不同术式。[25]

(2)吸脂法,采用负压吸引的方法,去除乳房皮下脂肪和乳腺组织,具有简便快速、便于控制胸形、并发症较少等特点。

(3)锐性切除加吸脂法能显著降低常规手术的并发症,可获得良好的美观效果。其具有出血量小、简便易行等特点,是目前较为流行的术式。

【其他治疗】

(1)针对病因治疗 引起男性乳房发育症的病因多样,当原发因素得到积极治疗和去除时,常可自愈,由药物或不合理服用补品引起的,应及时停服相关药物或补品。

(2)药物治疗 合理使用雄激素制剂(如睾酮)、雌激素受体拮抗剂(如三苯氧胺)、抗雌激素药物(如氯米芬)、绒毛膜促性腺激素类药物(如丹那唑)及靶向药物等,可以治疗男性乳房发育症。

(3)近年来,也有报道预防性放射治疗可以显著减少抗雄激素所引起的男性乳房发育症及乳房疼痛的发生率。[26]

【预防调护】

除药物治疗外,患者自身还应去除发病的诱因,注意调节情绪,保持心情愉快,作息合理,劳逸结合,即使患病后,也要乐观开朗,积极配合治疗,尤其要注意对青春发育期患儿的心理健康疏导。应多摄食新鲜蔬菜和水果,少食煎炸油腻的食物,避免服用含有激素的滋补品。

【疗效标准】

综合疗效标准根据国家中医药管理局 1995 年发布的《中医病证诊断疗效标准》[27]进行评价。

治愈:触诊无肿块、无疼痛,临床症状消失,停药 3 个月后无复发。

显效:疼痛缓解显著,肿块显著缩小一半以上。

有效:疼痛略有减轻,肿物缩小 1/3。

无效:治疗前后无显著变化。

【楼丽华名中医谈】

根据经络学说可知,乳房位居胸前,外连肌筋,内通脏腑,乃各经络交汇之处。乳房部位主要循行的筋脉有:足厥阴肝经上膈,布胸胁,绕乳头而行;足阳明胃经行贯乳中;足太阴脾经上膈,经于乳外侧;足少阴肾经上贯肝膈而与乳连;任脉行于两乳之间;冲脉挟脐上行,至胸中而散。经络是一个运行气血、联系脏腑、沟通全身的网络,以通为顺。胸为气血交汇之海,经络通则气血皆通,不通则气血瘀阻。根据乳疬的病因并从肝郁气滞、肝肾阴虚、肾阳虚衰三个方面考虑:其一,情志不遂,导致肝失疏泄,肝气郁结,气滞血瘀,蕴结于乳房,肝郁日久则化火,灼津为痰,或肝木犯脾,脾失健运,聚湿生痰,痰瘀互结于乳络则发为本病;其二,先天禀赋不足,或房劳过度,致肾虚精亏,不能涵养肝木,肝肾俱亏,虚火上炎,炼液成痰,痰火互结于乳络,而发为本病;其三,年老体衰,久病及肾,正气渐虚,阴损及阳,致肾阳不足,脾阳失于温煦,无力运化水湿而生痰,聚于乳络则成本病。

余听鸿在《外科医案汇编》中指出:"鄙见治乳症,不出一气字定之矣。……若治乳从一气字着笔,无论虚实新久,温凉攻补,各方之中,挟理气疏络之品,使其乳络疏通,气为血之帅,气行则血行……自然壅者易通,郁者易达,结者易散,坚者易软。"人体以阳气为本,人的外在活动依赖于阳气的温煦,而乳房为阳明之所司,故在治疗上应顺其生理,顾护阳气。治疗方法应从疏肝理气、化痰散瘀、补益肝肾、温补肾阳入手。根据多年丰富的临床经验,运用柴胡疏肝散,并随症予以加减。对于肝郁气滞者,配伍玫瑰花、八月札、香附、乌药、柴胡、佛手等疏肝理气,配伍桃仁、红花、川芎、延胡索、郁金、三棱、莪术活血止痛;配伍陈皮、半夏、茯苓、白术等健脾化痰。对于肝肾阴虚者,则以黄精、玉竹、天冬、麦冬、桑寄生、女贞子、枸杞子、当归、白芍、百合、石斛等补肝益肾。对于肾阳虚衰者,则以鹿角片、仙灵脾、菟丝子、补骨脂、杜仲、肉苁蓉、仙茅等补肾助阳,温阳散结,临床上均取得了很好的疗效。

【文献选读】

(1)《疡科心得集·乳痈乳疽证》(清·高秉钧)云:"男子乳头属肝,乳房属肾,以肝虚血燥,肾虚精怯,故结肿痛。"

(2)《外证医案汇编·乳胁腋肋部》(清·余景和)曰:"男子之乳房属肾,何也? 男以气为主,女以血为先,足少阴肾之脉,络膀胱,其直者从肾上贯肝膈,入肺中,水中一点真阳,直透三阴之上。水不涵木,木气不舒,真阳不能上达。乳中结核,气郁……虽云肝病,其本在肾。"

(3)《外科正宗》(明·陈实功)曰:"男损肝肾,盖怒火房欲过度,以此肝虚血燥,肾虚精怯,血脉不得上行,肝经无以为养,遂结肿痛。"

(4)《外科启玄》(明·申斗垣)曰:"人年五十以外,气血衰败,常时郁闷,乳中结核,天阴作痛,名曰乳核。"

(5)《马培之外科医案》(清·马培之)曰:"乳岩、乳核,男女皆有之,惟妇人更多……核则硬处作痛,岩则硬处不痛,四周筋脉牵掣作痛。痰气凝滞则成核,气火郁结则成岩。"

(沃立科)

第二节　小儿乳房异常发育

小儿乳房异常发育是指青春发育期以前的男、女儿童单侧或双侧乳晕下隆起扁平或圆形结块,或乳房略见隆起,而不伴有乳头乳晕的发育,且没有全身性的内分泌疾病,一般也不伴有其他副性征的异常。小儿乳房异常发育在中医学中属童稚乳疬[28],属于乳疬的一部分,亦属于儿童部分性性早熟的一部分。

性早熟是指女性在 8 岁前、男性在 10 岁前出现第二性征的病变。性早熟可分为 3 种,即真性性早熟、假性性早熟和部分性性早熟。[29]真性性早熟指出现的性征和个人的性别一致,即女性早期有乳房发育,或月经来潮并具有排卵的功能;男性有阴茎和睾丸的发育及排精功能。两者都有腋毛、体格的发育。假性性早熟指仅有第二性征出现,而无性腺成熟,女孩可有月经来潮,但无排卵。部分性性早熟主要指单纯性乳房早发育,不伴有其他性征发育及生长加速。近年来,性早熟的发病率呈显著升高趋势,已成为儿童最常见的内分泌疾病之一,现代医学认为本病为乳腺组织对雌激素过于敏感,或误食一定量含雌激素的药物、食物所致,在病史询问中发现这类患儿具有一些共同特点,如平时喜爱荤食,曾服补品,如人参、蜂蜜等,但确切的内在关系尚待进一步研究。[30]

【病因病机】

《素问·上古天真论》记载:"女子七岁,肾气盛,齿更发长;二七而天癸至,任脉通,太冲脉盛,月事以时下,故有子。"故中医学以天癸至作为生长发育的转折点[31],若女孩先于"二七"者,则多为异常。小儿肾常虚,肝常有余,易致阴阳失调。且冲为血海,任主胞胎,冲任二脉皆属于肝肾。[31]先天禀赋不足,肾气不充,或后天肝肾亏虚,水不涵木,肝失所养,精血不能资助冲任,则冲任失调而致病。女子"乳房属胃,乳头属肝",男子"乳房属肾,乳头属肝"。《外科正宗·下部痈毒门·乳痈论》曰:"男子乳节与妇人微异,女损肝胃,男损肝肾,盖怒火房欲过度,以此肝虚血燥,肾虚精怯,血脉不得上行,肝经无以荣养,遂结肿痛。"男女儿童疾病的发生在经络上稍有差异,但都以肾为本,肾气虚,精血不足,肝失所养,气机阻滞,乳络失和,气血运行失常,水湿不化,凝结成痰而致病;或肝气郁结,横克脾土,脾失健运,化生痰湿,气滞痰凝则成乳晕下结块;或肝气不舒,郁久化火,炼液成痰,痰气互结,乳之经络失和,而成结块。《外证医案汇编·乳痈》曰:"男子之乳房属肾何也?……是少阴肾之脉络膀胱,其直者从肾上贯肝膈入肺中,水中一点真阳,直透三阴之上,水不涵木,木气不舒,真阳不能上达,乳中结核……虽云肝病,其本在肾。"其亦强调了肾在男性乳房疾病中的重要性。《疡科经验全书》云:"奶痨,是十五六岁女子,经脉将行,或一月二次,或过月不行,多生寡薄,形体虚弱,乳上只有一核可治,若串成三四个难治。"这是指女子在青春发育期的发病情况。

概括其病因病机主要有:

(1)肝肾不足,冲任失调　肾为先天之本,主元阴元阳,小儿肾常虚,肝常有余。冲为血海,任主胞胎,冲任二脉皆属于肝肾。先天禀赋不足,肾气不充,气不化精,精血不足,水不涵木,不能上荣肝木,肝失所养,精血不能资助冲任,则冲任失调而致病。

(2)肝脾不调,气滞痰凝　多因情志不遂,郁怒伤肝,肝失所养,肝气郁结,气血运行失常,乳络失和,气机阻滞,水湿不化;或肝气横克脾土,脾失健运,化生痰湿;或肝气不舒,郁久化火,炼液成痰,凝结成痰,痰气互结,气滞痰凝则成乳晕下结块。

【诊断依据】

1.临床表现

(1)临床上多见于8岁以内女孩及青春发育期前男孩。

(2)单侧或双侧乳晕部微隆起,乳晕部皮下可触及圆形或扁平结块,质中,无明显自觉症状或少数有肿胀感,或有轻度压痛,乳晕部色素可有加深,但乳头乳晕不发育,其他副性征也不发育。

(3)女性儿童阴道脱落细胞涂片检查无雌激素影响的表现。

(4)内分泌检查血清激素无异常表现。

2.实验室检查

(1)细胞涂片检查　女性儿童阴道脱落细胞涂片检查无雌激素影响的表现。

(2)内分泌检查　血清激素中雌二醇、黄体酮、促卵泡激素、黄体生成素、催乳素等的测定有助于了解患者的内分泌情况,进一步进行诊断。

(3)肝肾功能检查。

(4)组织病理学检查　对有疑问的肿块,可行细针吸取肿物细胞检查或活体组织检查。

3.辅助检查

B超检查可见强回声细网状结构,其间可有低回声结节,后壁回声稍增强。

【诊断标准】

诊断标准参照《现代中医乳房病学》[8]。

(1)10岁左右儿童,单侧或双侧乳晕部微隆起,乳晕中央皮下可触及扁平或圆形结块,无明显自觉症状,或有肿胀感,或有轻度压痛,乳晕部色素深,但乳头和乳晕都不发育。

(2)女童阴道脱落细胞涂片检查、男女儿童内分泌检查、乳房B超检查等排除患有全身性内分泌疾病及真性早熟性乳房肥大。

【鉴别诊断】

(1)肥胖性乳房隆起　多见于肥胖者,全身皮下脂肪丰厚,乳房呈弥漫性的脂肪堆积,外形增大,用手按压乳头可有空虚入孔之感,局部无结块可触及,且柔软无压痛。

(2)女性正常乳房发育　对于8岁以上女孩出现的乳房发育,在排除其他病理性乳房疾病后,属于正常现象,但应该密切观察,这是因为青少年的性发育呈逐渐提前,在月经初潮前2～3年中可出现乳房发育。

（3）男性乳腺炎　多有局部外伤、感染史，可见局部的红肿热痛，偶伴有畏寒、发热等全身症状，溃后疮口易收口。

（4）真性早熟性乳房肥大症　性早熟者，除乳房过早发育外，亦可见乳头和乳晕同时发育，阴道、子宫、卵巢同时发育并趋于成熟，月经初潮提前发生，阴道脱落细胞涂片检查有雌激素影响的表现。

（5）假性早熟性乳房肥大症　乳房隆起者，乳晕和乳头、子宫和阴道也相应发育，阴毛可生长，但卵巢本身并不成熟，亦无周期性的卵泡发育及排卵，可有阴道出血，但非月经。阴道脱落细胞涂片检查可有无规律的雌激素影响的表现。

【辨证论治】

1.肝肾不足，冲任失调证

证候：单侧或双侧乳房肿大，无胀痛或疼痛不甚，乳晕下可触及肿块，伴有发育迟缓，身材短小；或伴头晕耳鸣，五心烦热，腰膝酸软，舌红，苔白，脉细数；或形寒易冷，精神不佳，小便清长。舌淡，苔白，脉沉细。

治法：滋补肝肾，调摄冲任，化痰散结。

方药：六味地黄丸（《小儿药证直诀》）合二仙汤（《妇产科学》）加减。熟地黄、淮山药、山茱萸、茯苓、牡丹皮、泽泻、仙茅、淫羊藿、巴戟天、柴胡、陈皮、芍药、蜜甘草。对于偏肾阳虚者，鹿角片、菟丝子、益智仁、川牛膝、车前草、桂枝等加减；对于偏肾阴虚者，黄精、玉竹、枸杞子、女贞子、炒白芍等加减。

2.肝脾不调，气滞痰凝证

证候：乳房结块，疼痛明显，患病前急躁易怒，病后情绪紧张，伴胸闷胀痛，食欲不振，乏力，舌质偏红，舌苔白，脉弦细数。

治法：疏肝健脾，化痰散结。

方药：柴胡舒肝散（《景岳全书》）加减。柴胡、郁金、陈皮、莪术、炒白术、炒白芍、天冬、茯苓、香附、川芎、蜜甘草等。对于乳房疼痛明显者，加玫瑰花、八月札、延胡索；对于脾胃虚弱者，加砂仁、白扁豆、神曲、米仁；对于舌苔白腻者，加藿香、佩兰；对于伴目赤、口干、尿黄者，酌加龙胆草、黄芩、栀子、车前子；对于手足心热、烦躁、盗汗、便秘者，酌加龟甲、鳖甲、女贞子、枸杞子、黄精、玉竹;对于伴四肢不温、酸软无力、小便频数者,酌加巴戟天、鹿角片、续断、淮山药、白术。

【外治方法】

阳和解凝膏掺黑退消外贴,3 日 1 次。

【其他治法】

1. 中成药

逍遥丸 10g,每日 2 次。

小金片 2 片,每日 2 次。

六味地黄丸 9g,每日 2 次。

金匮肾气丸 9g,每日 2 次。

2. 针灸治疗

辨证用穴,针药合用,能够提高药物疗效。主穴取乳房局部腧穴、阿是穴,采用平补平泻法。对于气滞痰凝者,加丰隆、太冲,采用泻法;对于冲任失调者,加关元、足三里、膈俞,采用补法;对于肝肾不足者,加肝俞、肾俞,采用补法。

【预防调护】

(1)调节情绪,保持良好的心态,注意劳逸结合。

(2)对患儿进行生理卫生教育。

(3)多食素,不宜过食辛辣油腻之品,不宜服用含激素类的保健品。

(4)肥胖患儿适当限制高脂肪、高热量食物,保持均衡营养。

(5)患病期间注意乳房清洁,防止乳头或表皮破损或合并感染等。

【疗效标准】

根据中华中医药学会外科分会第 2 次乳腺病学术会议制订的疗效标准。

治愈:乳房肿块及疼痛完全消失。

好转:乳房肿块较前缩小,乳房疼痛减轻或消失。

未愈:乳房肿块无明显变化或增大,疼痛不减。

【楼丽华名中医谈】

肾为"生之本",属"元阴元阳"。小儿肾常不足,肝常有余。冲任二脉与肝肾经脉相互交错,且肝肾同源,肾主闭藏,肝主疏泄,肝肾需相互协调。肾气虚,精血不足,水不涵木,肝失所养,肝气郁结,气机阻滞,冲任失调,乳络失和;或肝气郁结,木乘脾土,脾失健运,水湿不化,气滞痰凝则成乳晕下结块;或肝气不舒,郁久化火,炼液祛痰,痰气互结而成。《黄帝内经》曰"乳房阳明所司,乳头厥阴所司",从经络循行轨迹出发,认为男子乳头属肝,乳房属肾;女子乳头属肝,乳房属胃。在临床上,对于小儿乳房异常发育,楼师认为其多责之先天不足,肝郁肾亏,阴阳乖决,痰核兴于乳[32],故治疗上以补肝肾、调冲任、疏肝健脾为主。六味地黄汤合二仙汤加减,方中仙茅、淫羊藿、鹿角片、山茱萸温补肾阳、调摄冲任,熟地补肾阴,山药、茯苓健脾益气,牡丹皮活血祛淤,泽泻利水消肿。[28]对于临床上肝脾不调、气滞痰凝结者,用柴胡、香附、川芎、郁金行气疏肝,和血止痛,炒白芍、炒白术、陈皮、茯苓健脾化痰,理气散结。而现代药理学研究表明,仙茅、淫羊藿的提取液有雄性激素样作用,能增强性功能,调整激素紊乱。在治疗中,楼师强调要先审清病因,积极治疗原发病,再根据临床症状加减用药,以达到标本共治。另外,还应根据小儿的生理病理特点,认为其脏腑柔弱,形气未充,阳既不足,阴又未盛,脾胃运化功能尚未健全,应注意顾护脾胃,坚持"脾胃为后天之本"及"所谓上工治未病"的原则,在辨证论治的同时处处顾护胃气,未虚则应防,后天生化之源得健,疾病才有向愈可言。用药可适当加白扁豆、神曲、大枣、生薏苡仁以健脾益气。在用量上,楼师根据多年临床经验,建议一般为成人量的2/3。《黄帝内经》云"谨察阴阳之所在而调之,以平为期",在临床实践中,绝对的虚证和实证其实并不多见,甚至不存在,以虚实夹杂者最多,或虚多实少,或实多虚少,这就为拓宽扶正祛邪思想的临床运用提供了可能。[33]虚多实少,扶正为主,祛邪相辅,随证治之;实多虚少,攻补并施,祛邪不忘扶正。[33]

【文献选读】

(1)《素问·上古天真论》记载:"女子七岁,肾气盛,齿更发长;二七而天癸至,任脉通,太冲脉盛,月事以时下,故有子。"

(2)《外科正宗·下部痈毒门·乳痈论》(明·陈实功)曰:"男子乳节与妇人微异,女损肝胃,男损肝肾,盖怒火房欲过度,以此肝虚血燥,肾虚精怯,血脉不得上行,肝经无以荣养,遂结肿痛。"

(3)《外证医案汇编·乳痈》(清·余景和)曰:"男子之乳房属肾何也?……是少阴肾之脉络膀胱,其直者从肾上贯肝膈入肺中,水中一点真阳,直透三阴之上,水不涵木,木气不舒,真阳不能上达,乳中结核……虽云肝病,其本在肾。"

(4)《疮疡经验全书》(清·窦汉卿)云:"奶痨,是十五六岁女子,经脉将行,或一月二次,或过月不行,多生寡薄,形体虚弱,乳上只有一核可治,若串成三四个难治。"

(5)《黄帝内经》云:"乳房阳明所司,乳头厥阴所司。"

(苏英英)

第三节　乳房发育不良

乳房发育不良相比其他乳房疾病发病率不高。但近年来,随着人们生活水平的提高和健康、健美的需要,因乳房发育不良的就诊人数不断上升,有关本病的诊治水平也日益提高,诊疗的方法不断丰富。

女性在性发育成熟期,乳房发育不完全,形态异常,明显小于正常者,称为乳房发育不良。乳房发育不良主要是一种先天性疾患,主要为腺体组织缺少,皮肤仍完整而有弹性(烧伤者除外)。发生在单侧者常伴胸大肌发育不良或缺如。也可因青春期前乳房区烧伤引起。双侧者可能系发育成熟期乳腺组织对性激素不敏感所致。临床主要表现为:①小乳房。乳房较小,胸部扁平,但尚有乳房轮廓,可触及乳腺组织。②乳房不发育。乳房扁平,无轮廓,不能触及乳腺组织。③乳房不对称。一边发育充分,一边较小。④乳头内陷。乳头不能突出,内陷于乳晕中。⑤巨乳头。乳头发育过大,较为罕见。

楼师针对本病以健脾益肾法治疗,临床实践证明有部分效果。

【病因病机】

本病常见于先天禀赋不足,肝肾亏虚,冲任失调;或脾胃虚弱,后天失养,体质较差;或性情抑郁,性格内向的女子。乳房为女性的第二性征,其生长发育与主生殖之肾密切相关。女子进入青春期后,肾气逐渐充盛,在肾气的促发作用下,天癸至,任脉通,太冲脉盛,胞宫、乳腺得以发育完实,血海满溢,上为乳汁,下为月水。若先天禀赋不足,肾气不充,冲任失养,乳房得不到充分的营养,则停留在青春期前的幼稚状态。

先天肾精亦有赖于后天水谷精微的滋养,若脾胃虚弱,不能化生水谷精微,致精血乏源,阳明气血亏虚,无以上奉于乳,乳络乳脉失其滋养,致乳房发育不良。

乳房发育根于肾,且靠后天水谷精微的滋养,又与肝的疏泄密切相关,三者在生理病理上相互影响:若肾虚脾弱,冲任失养而致乳房发育不良,病者受此影响,致情志抑郁,肝郁不舒,久则气滞血瘀,进而阻滞乳络,影响发育;如此,本虚标实,虚实错杂。

此外,个别女子由于长期不合理束胸,强力压迫胸部,限制了乳房的正常发育,亦为乳房发育不良的因素之一。

【诊断依据】

1.临床表现

(1)先天性疾病史,有自幼束胸陋习史,或青春期前有大病、久病史,或情志内伤史。

(2)胸部平坦,无曲线特点,临床表现为女性在性发育成熟期双乳或单侧乳房明显小于正常,乳头扁平,或乳头凹陷。

(3)触诊腺体组织不甚明显。乳房检查仅有乳头及乳头下的脂肪组织,触不到乳腺组织,或仅扪及薄薄的一层乳腺组织。

(4)发生于单侧者,左右不对称。

(5)可伴同侧胸大肌发育不良或缺如。

2.实验室检查

性激素检测:检测患者雌二醇、黄体酮、催乳素、促卵泡激素、黄体生成素水平。

3. 辅助检查

乳房发育不良超声检查表现为腺体层菲薄,皮下脂肪层薄。若是乳房发育不对称,超声检查显示双侧乳腺回声基本一致,但厚度和范围明显不同。

【鉴别诊断】

1. 先天性乳房缺如症

检查可见单侧或双侧完全无乳头、无乳腺,并常伴有肩胛带和胸廓组织发育不全的表现,如胸大肌、胸骨、肋骨部分缺如,及肋骨缺陷与相应部位的胸壁平坦,甚至陷凹。

2. 浆细胞性乳腺炎

亦可见乳头内陷,一般发于非哺乳期妇女,发病缓慢,病程长,脓肿反复多发,脓液中常伴有豆腐渣样物质。

【辨证论治】

1. 肾气虚证

证候:双侧乳头正常或较小,乳房明显小于正常,或在乳头下仅有脂肪组织,而无乳腺组织,可兼身形瘦小,皮肤色黑,腰膝酸软无力,毛发焦枯不荣。舌体瘦嫩色淡,脉沉迟无力。

治法:填精补肾。

方药:六味地黄丸(《景岳全书》)加减。熟地黄、淮山药、山茱萸、泽泻、茯苓、牡丹皮、枸杞子、菟丝子、桑寄生、杜仲、鹿角片、仙灵脾。

2. 脾胃虚弱证

证候:乳房明显小于正常,兼形瘦体倦乏力,胃纳呆,面色苍白或萎黄。舌淡苔白,脉缓无力。

治法:健脾强胃,补血发乳。

方药:参苓白术散(《太平惠民和剂局方》)加减。茯苓、白术、黄芪、白扁豆、陈皮、莲子肉、山药、砂仁、鸡内金、薏苡仁。

3.肝郁气滞证

证候:乳房明显小于正常,月经周期先后不定,兼失眠多梦,胸闷胁胀,情绪波动,善太息,或五心烦热,或肢软乏力。舌质红或稍黯,苔白薄或微黄,脉弦细。

治法:疏肝健脾,通络发乳。

方药:柴胡疏肝散(《太平惠民和剂局方》)加减。柴胡、青皮、陈皮、白术、茯苓、白芍、甘草、仙茅、郁金、莪术、穿山甲。

【其他治疗】

1.体育疗法

每天做徒手操,如捶胸、扩胸、仰卧起坐、俯卧撑、引体向上等,或举哑铃、拉簧等运动,以扩大胸围,有助于乳房的丰满、充实。

2.针灸疗法

主穴取膻中、乳根、足三里、三阴交。对于肾虚者,加太溪、涌泉;对于脾虚者,加气海、中脘;对于肝郁者,加太冲、期门。

3.推拿疗法

患者可自行操作。按摩前在乳房、乳晕及乳头处涂上适量皮肤润滑剂或丰乳膏。以左手按摩右乳,右手按摩左乳,从乳根环周向乳头中心轻柔地推、揉、按、摸,再双手按同侧乳房,围绕乳头做顺时针和逆时针方向旋转推揉,每次10～15分钟,致乳房局部有热胀感。按摩能促使乳房局部血管扩张,加快血液、淋巴液的循环,促进乳房组织的新陈代谢,还能刺激雌激素的分泌,促进乳腺组织的发育。

4.丰乳器治疗

使用丰乳器时,乳杯内产生负压,吸住乳房,以增加乳房组织和胸部肌肉的运动,增加乳房局部的血液循环和新陈代谢,其对乳头的刺激也可以刺激雌激素的分泌,从而促使乳腺组织的发育。

5.隆乳术

对于上述内、外治疗无效或先天性乳房畸形的患者,可考虑施行隆乳术。施行此类手术,无论是患者还是医生,都应慎重考虑,严格掌握适应证和禁忌证,并应在具备条件的医院进行。

【预防调护】

(1)凡初生女婴,在1个月内应以手挤出其两乳内的分泌物(初乳)。如见乳头凹陷,应经常为其轻牵拉乳头。待发育后,应教会患者牵拉乳头,挤出粉刺样物,并注意清洁。

(2)对于因束胸引起的乳房发育不良者,应令其改正束胸陋习,选用合身的胸罩。胸罩容量以略为宽松、乳房无压迫感为宜,质地以轻软柔和,略有弹性为好。并经常牵拉乳头,使其凸出于乳房。

(3)注意补充营养,食物中要有充足的蛋白质及植物性脂肪。

(4)站立行走要抬头、挺胸、收腹,坐时勿弯腰、驼背,睡觉时不要俯卧。

【楼丽华名中医谈】

本病的治疗较为困难,多因患者就诊时,性器官以及乳房的发育已经完成,对已经定型的乳房要使其继续发育是比较困难的。故患者在发育过程中,若发现乳房发育缓慢时,就应及早医治。治疗本病,"虚则补之"为常法,以补肝肾、健脾肾、调冲任为主。症见肝郁气滞者,应予疏肝理气,辅以心理治疗。由于乳房发育其根在肾,故在各型治疗中,尤需注重补肾,如疏肝兼滋肾,或扶脾并固肾等,务使肾气盛实,任通冲盛,促乳发育。

本病的辨证,首应重视肾气冲任的盛衰。肾气冲任与乳房密切相关,王孟英在《归砚录》中指出:"男子之气冲于外肾,女子之气冲于两乳。"这里所说的"气"应指肾气,故可以通过乳房的发育、乳头的大小、乳晕的深浅等以察肾气冲任的充盛或虚衰。若乳房细小、平坦,乳头较小或凹陷,乳晕色浅淡者,为肾气冲任不足;若体质素弱,乏力纳呆,或伴全身营养不良者,则属脾胃虚弱;若素性抑郁,心胸烦闷,善太息,多属肝郁气滞。属束胸陋习所致者,因过度压迫,使乳头扁平、压入,乳房子坦而小,但用手牵拉能使乳头伸出,且乳头无凹陷,以此可鉴。

现代医学认为,乳房主要受下丘脑—垂体—卵巢性腺轴的调节。垂体前叶素和卵巢激素对乳房的影响最大,肾上腺皮质激素、甲状腺激素、睾丸激素等对乳房也有一定的影响。[34]乳房发育与雌激素水平有很大关系,若雌激素水平较低或乳房的雌激素受体偏少,对雌激素的敏感性太差,均能引起乳房发育不良。雌激素能刺激乳腺导管广泛增长、延长,乳腺间质结缔组织增生;孕激素在雌激素作用下产生生物效应,使已受雌激素刺激的乳腺导管进一步增长和延长。雌激素和孕激素只有在比例适当的情况下,才能使乳腺正常发育。[35]而现代实验研究表明,六味地黄汤能提高血中雌二醇和白细胞雌激素受体的水平,故服之能使乳腺导管细胞增生,促进乳腺发育,增加乳房组织中的脂肪积聚。[36]

【文献选读】

《疡医大全·乳痞门主论》(清·顾世澄)云:"凡初生女孩,必须于月余内大人以手挤其两乳,使乳头长出,若不知此,长大其女必是一对瞎奶,生育之后,乳头微露,大半藏在乳房之内。"

(凌培芳)

第四节　副　乳

副乳是指人体除正常的一对乳房外,出现的多余乳房。一般发生在腋前或腋下,也有发生在胸部正常乳房的上下、腹部、腹股沟等部位。副乳亦称多乳畸形,其发生率为 $1\% \sim 6\%$ 。[37]副乳系先天发育异常所致,男女均可发生,男女性比例为 $1:5$ 。[38]

【病因病机】

人在胚胎时期,从腋窝一直到腹股沟这两条线上,有 $6 \sim 8$ 对乳腺的始基,到出生前,除胸前的一对继续保留以外,其余均退化。若因发育异常,这些乳腺始基未能完全退化,便会形成多个乳房,称之为副乳,又称多乳房症。

中医学认为本病多由先天禀赋不足,患者胚胎时期发育不良,乳房未能完全退化所致。后天情志不畅,肝气郁滞可致副乳疼痛。病位在肝肾。[8]

相当于西医学所说的遗传、先天发育不良,药物治疗难以纠正。本病具有家族遗传性,完全性的副乳腺同样受内分泌影响,特别是雌激素、孕激素和催乳素的刺激。副乳亦可发生恶性肿瘤。[8]

【诊断依据】

1. 临床表现

(1)通常副乳大小不一,多数没有特殊感觉,部分在月经来潮前有胀痛感,月经来后胀痛感消失。可发生在单侧或双侧,一般在腋前或者腋下,也有发生在胸部正常乳房的上下、腹部、腹股沟、大腿外侧等部位。

(2)副乳可表现为有乳腺组织但无乳头、既有乳腺组织发育又有乳头、无乳腺组织但有乳头3种类型。其中,乳头与腺体俱全型占19%,腺体型占78%,仅有乳头型占3%。据统计,29%的副乳具有泌乳功能。[37]

(3)绝大多数表现为局部的肿胀或隆起,也可有发育完全的乳头。副乳内可触及肿块,为发育的乳腺。有些可发育为与正常乳房形态相当,包括乳头、乳晕和乳房。

(4)副乳在妊娠、哺乳期变化较为明显。通常妊娠、哺乳期的副乳会明显增大,甚至分泌乳汁。哺乳结束以后,副乳并不会随之萎缩,反而表现更为明显。

(5)副乳最主要的问题还是影响外形美观,穿衣服及社交活动受到影响。绝大多数患者因要求改善外形而就诊。副乳内包含乳腺组织,因此有发生乳腺癌的风险。

2. 实验室检查

无特殊实验室检查,若发生副乳炎症,则可查血常规及细菌培养加药敏试验;若怀疑副乳癌,则可查肿瘤标志物、性激素等;若副乳溢液,则可做溢液培养。

3. 辅助检查

(1)乳腺B超检查　表现为腋窝区皮下脂肪层内,略低于正常乳腺组织回声或强弱相间的副乳实质回声,回声稍高于脂肪组织或呈低回声,光点增粗,分布不均匀,部分组织内可见腺管样结构,无包膜,与周围的组织境界不清,多呈梭形或椭圆形,以椭圆形多见,彩色多普勒超声显示组织内大多无血流信号。[39]

(2)乳腺钼靶检查　位于乳房部位或腋窝部位的副乳在钼靶片中可表

现为正常的乳腺腺体征象。若发生增生、纤维瘤或者癌变,则可出现相应的征象。[40]

【鉴别诊断】

副乳需与腋窝脂肪瘤或其他良性肿瘤、副乳腺癌以及乳腺囊性增生相鉴别。

1.腋窝脂肪瘤或其他良性肿瘤

副乳的诊断,对于完全发育型的副乳,即有乳头和乳晕者不难诊断,但对于发育不完全而无乳头及乳晕的副乳腺癌,往往易被误认为腋窝脂肪瘤或其他良性肿瘤。以下几点可供鉴别:

(1)副乳可随月经周期而发生胀痛,而脂肪瘤无。

(2)副乳可触及结节状的团块组织,周界较清楚,与皮肤粘连而不与深部组织粘连,触之有腺体感,而脂肪瘤无。

(3)副乳腺癌系较硬的结节,周界不清。无自觉痛或触痛。对于腋部肿物,除考虑其他原发肿瘤或者转移外,首先考虑副乳腺癌的可能。

2.副乳腺癌

副乳腺癌是指正常乳腺以外发生的异位乳腺癌,以腋部多见。发生率据国内报道约占乳腺癌的 0.1%。本病多发生于女性,偶见男性。

副乳腺癌的发病年龄与乳腺癌相似。临床一般表现为副乳腺内具质硬、边界不清的肿块,可与基底部固定,也可与皮肤粘连,可出现皮肤水肿、溃破。发生在腋窝的副乳腺癌多有腋窝淋巴结肿大、质硬,或融合固定。有时副乳腺癌也可合并同侧或对侧乳腺癌,但两者为互不联系的独立肿块。腋部钼靶摄片表现为边缘不清的肿块阴影。

腋部副乳腺癌需与乳腺腋尾部癌相鉴别。若临床上副乳腺在做连续切片检查时,腋部与正常乳房之间的乳腺组织不连续,腋部肿块证实为乳腺癌并见管内癌成分和腺小叶结构,则考虑副乳腺癌。若病理学检查癌旁乳腺组织中见到大量大导管,应考虑副乳腺癌,因为乳腺腋尾部不具有此成分。

副乳腺癌的治疗原则与乳腺癌相同,以手术治疗为主的综合治疗。由于多数副乳腺癌发生于淋巴组织丰富的腋部,较易发生腋窝淋巴结转移,故预后较差。

3.乳腺囊性增生

多乳腺可因月经、妊娠等生理性变化而发生胀痛、压痛等症状；而乳腺囊性增生患者常感乳腺疼痛，且不受生理情况改变的影响。约有1/4的乳腺囊性增生患者伴有乳头溢液。多乳腺症发生在正常乳腺以外，而乳腺囊性增生病变发生在正常乳腺内。[8]

【辨证论治】

由于副乳是人类乳房退化不完全的表现，因此与正常乳房一样，其可以发生所有乳腺相关疾病，如副乳增生、副乳囊肿、副乳纤维腺瘤、副乳腺癌等。若副乳出现乳腺疾病，可参见其他章节辨证论治。

【外治方法】

副乳是先天性的发育异常的组织，对于女性，主要是影响外形美观。对于副乳的治疗，手术切除是其重要的治疗手段。副乳切除手术包括切除副乳乳腺、多余的脂肪组织及皮肤，然后辅助加压包扎。

对于以下情况者，应尽早手术：

(1)明确副乳内有肿瘤或恶变者。

(2)副乳明显，影响美观，严重影响社交活动及生活质量者。

(3)有乳腺癌家族史者。

【其他治疗】

若合并其他乳腺疾病，则可按其他章节所述施以针灸、推拿、拔罐及中成药等进行治疗。

【预防调护】

(1)调摄情志，如保持心情愉悦，少生气，合理排解生活压力。正确认识本病，不必在心理上产生不安、忧虑或恐惧，此类情绪容易引起副乳产生胀痛。

(2)避免外源性雌激素的摄入及慎服可引起内源性性激素素乱的药物和食物。

综合疗效评定参照 2010 年国家中医药管理局发布的《22 个专业 95 个病种中医诊疗方案》。

治愈:副乳腺及多乳头消失。

好转:疼痛减轻,增生的腺体变软,无明显压痛。

无效:无变化。

【楼丽华名中医谈】

副乳属先天发育异常之症,目前西医普遍认为手术治疗是根治本病的唯一办法,且对于副乳等其他乳腺疾病的治疗,西医亦不甚太多。而中医对副乳乳腺炎、副乳乳腺增生,副乳囊肿等疾病,则可以通过积极的中医中药治疗,使其症状、体征得到有效的控制。

楼师回顾中医典籍,结合多年临床经验,总结了该病的病因病机:①先天不足。副乳为先天畸形。张玉珍《灵枢经语释》曰:"人之始生,以母为基,以父为楯……,血气已和,营卫已通,五脏已成,神气舍于心,魂魄毕具,乃成为人。"先天禀赋不足,加上后天失调是本病发生的重要原因。②肝郁气滞、脾虚胃寒。"女子乳头属肝,乳房属胃。"副乳腺疾病患者情志多郁,情志不遂,肝气郁结,气机运行不畅,脾失健运,中虚胃寒,复因肝郁气滞,气滞血瘀,寒痰血瘀交阻成块。此亦是副乳乳腺增生、副乳囊肿及副乳纤维腺瘤等疾病的病因病机。③表阳里阴。副乳乳腺炎好发于中青年妇女,肿块大多皮色不变,初期多表现为副乳房肿块,在急性炎症期虽多表现为局部红肿热痛、化脓,或伴全身恶寒发热,一派阳热之象,且脓肿切开引流后,其创面却久不愈合,反复溃破,实属阴证为主。

楼师分析认为,副乳乳腺炎治疗宜温补和阳,散寒通滞。方药仍可沿用楼师乳痈治疗成方,阳和汤加减。阳和汤具有温补和阳,散寒通滞,补而不滞,温而不燥,适于本病病机特点。阳和汤由熟地、肉桂、麻黄、鹿角胶、白芥子、姜炭、甘草组成。熟地补血气,鹿角胶助阳,佐以肉桂补命门之火,白芥子祛皮里膜外之痰,炮姜、肉桂温中有通。诸药合用,可解散阴凝寒痰,使气血通畅,肿块尽消。楼师熟读经典,时常引用张秉城《成方便读》解析阳和汤方解及治疗阴证乳腺炎机制："然痰凝血滞之证,若正气充足者,自可运行无阻,所谓邪之所凑其气必虚,故其所虚之处,即受邪之处。病因于血分者,仍必从血而求之。故以熟地大补阴血之药为君。恐草木无情,力难充足,又以鹿角胶有形精血之属以赞助之。但既虚且寒,又非平补之性可收速效,再以炮姜之温中散寒,能入血分者,引领熟地,鹿角胶直人其地,以成其功。白芥子能去皮里膜外之痰,桂枝入营,麻黄达卫,共成解散之勋,以宣熟地,鹿角胶之滞,甘草不特协和诸药,且赖其为九土之精英,百毒遇土者化耳。"

【文献选读】

(1)《外证医案汇编》(清·余景和)云："若治乳,从一气字着笔,无论虚实新久,温凉攻补,各方之中,挟理气疏络之品,使其乳络舒通……自然壅者易通,郁者易达,结者易散,坚者易软。"

(2)《圣济总录》云："妇人以冲任为本,若失于调理,冲任不和,阳明经热,或为风邪所客,则气壅不散,结聚乳间,或硬或肿,疼痛有核。"

(3)《外科理例·卷四·乳痈一百七》(明·汪机)曰："夫乳者,有囊蠹,有脓不针,则患遍诸囊矣。"

(赵 虹)

【参考文献】

[1]ROHRICH R J, HA R Y, KENKEL J M, et al. Classification and managemerit of gynecomastia:defining the role of ultrasound-assisted liposuction [J]. Plastic and Reconstructive Surgery,2003,111(2):909-923.

[2]DANIELS I R,LAYER G T. Gynaecomastia[J]. Eur J Surg,2001,167(12):885.

[3]ISMAIL A A,BARTH J H. Endocrinology of gynaecomastia[J]. Ann Clin Biochem,2001,38(6):596-607.

[4]GUNHAN-BILGEN I, BOZKAYA H, ÜStÜN E E. Male breast disease:clinical, mammographic, and uhrasonographic features[J]. Eur J Radiol. 2002,43(3):246-255.

［5］高学忠.男性乳房疾病临床分析［J］.宁夏医学杂志,1995(6):351
－352.

［6］辛智芳.男性乳房发育症的处理［J］.中华乳腺病杂志,2009,3(4):29
－33.

［7］王勇,宋爱莉.从肝肾论治男性乳房发育［J］.中医研究,2011,24(8):
47－48.

［8］林毅,唐汉钧.现代中医乳房病学［M］.北京:人民卫生出版社,
2003:216.

［9］钱会利,蔡景龙,王忠媛.男性乳房发育症的分类和外科治疗［J］.实
用美容整形外科杂志,2003,14(3):149－151.

［10］李瑞珍,夏治,林汉华,等.男性儿童乳房发育症240例临床分析(英
文)［J］.中国当代儿科杂志,2007,9(5):404－406.

［11］钱海鑫.男性乳房肥大症诊治进展［J］.临床外科杂志,1997,5(1):
38－40.

［12］GEORGIADIS E,PAPANDREOU L,EVANGELOPOULOU C,
et al. Incidence of gynaecomastia in 954 young males and its relationship to
somatometric parameters［J］. Ann Hum Boil,1994,21(6):579－587.

［13］WILLIAMS M J. Gynecomastia:its incidence, recognition and
host,characterization in 447 amtopsy cases［J］. Am J Med,1963,34(1):103
－112.

［14］唐中华,黄锦.男性乳房肿块的诊治体会［J］.实用外科杂志,1992,
12(7):353－354.

［15］SIMON B E,HOFMAN S,KAHN S. Classification and surgical
correction of gynaecomastia［J］. Plast Reconstr Surg,1973,51(1):48－52.

［16］任敏,滕利,岳纪良.男子乳腺发育的治疗进展［J］.中华整形外科杂
志,2005,21(2):148－151.

［17］钱小强.消瘰汤治疗男性乳房发育症30例［J］.实用中医药杂志,
1999,15(6):38.

［18］阙华发.陆德铭治疗男性乳房异常发育症经验［J］.中医杂志,1995,
36(4):214－215.

［19］于峰.乳癖散结胶囊配合西药治疗男性乳房发育症60例［J］.中外

医疗,2009,9(9):73.

[20]蔡景龙,钱会利,刘振中,等.男性乳房发育症[J].中国现代普通外科进展,2004,7(1):13-18.

[21]GARCIA C J,ESPINOZA A,DINAMARCA V,et al. Breast US in children and adolescents[J]. Radiographics,2000,20(6):1605-1612.

[22]常洪波,李有忠,刘颖,等.男性乳房肥大症的超声诊断[J].中国超声医学杂志,2001,17(3):179-180.

[23]金培生,张爱君,肖光弟.小切口切除和超声吸脂治疗男性乳房肥大症[J].徐州医学院学报,2001,21(5):400-402.

[24]AMRIKACHI M,GREEN L K,RONE R,et al. Gynecomastia: cytologic features and diagnostic pitfalls in fine needle aspirates[J]. Acta Cytol,2001,45(6):948-952.

[25]邓萌,马桂娥.男性乳房发育症的外科治疗进展[J].中国美容医学,2012,21(4):679-681.

[26]WIDMARK A,FOSSA S D,LUNDMO P,et al. Does prophylacyic breast irradiation prevent antiandrogen-induced gynecomastia? Evaluation of 253 patients in the randomized Scandinavian trial SPCG-7/SFUO-3[J]. Urology,2003,61(1):145-151.

[27]国家中医药管理局.中医病证诊断疗效标准[M].南京:南京大学出版社,1995:131.

[28]娄海波,楼丽华,赵虹.六味地黄汤合二仙汤治疗小儿乳房异常发育症32例[J].实用中医药杂志,2005,21(2):79.

[29]王静,邢向晖.中医药治疗儿童性早熟的研究述评[J].中医药学刊,2003,21(11):1870-1871.

[30]刘丹,梁颖,李颖彤,等.女童乳房肥大症46例的病因分型及治疗分析[J].中国儿童保健杂志,2002,10(3):198-199.

[31]余恒先.徐蔚霖治疗女童性早熟用药经验[J].辽宁中医杂志,1998,25(10):18-19.

[32]楼丽华.疏肝温肾法治疗男性乳房发育症87例[J].浙江中医学院学报,1996,20(4):17.

[33]何若苹,徐光星,顾锡冬.何任教授扶正祛邪思想研究[J].天津中医

药,2009,26(4):268－270.

[34]黎国屏,王松鹤.实用临床乳腺病学[M].北京:中国中医药出版社,
2002:40.

[35]李亚玲,楼丽华.乳腺增生病辨证分型与雌孕激素受体的相关性分
析[J].河南中医,2009,29(4):361－363.

[36]岳雯,岳军.六味地黄汤治疗女性乳房发育不良体会[J].中国中医
药信息杂志,1999,6(6):68.

[37]LESAVOY M A,GOMEZ-GARCIA A,NEJDL R,et al. Axillary
breast tissue:clinical presentaion and surgical treatment[J]. Ann Plast
Surg,1995,35(4):356－360.

[38]林治瑾.临床外科学:上册[M].天津:天津科学技术出版社,
1995:890.

[39]黄素影.超声在副乳诊断中的应用[J].当代医学,2010,16(30):102
－103.

[40]许茂盛.医学影像学[M].北京:清华大学出版社,2012:326－327.

第五章　乳腺良性肿瘤

乳腺良性肿瘤是青壮年女性常见的乳腺肿瘤。几乎所有可以发生于腺上皮、间叶组织及皮肤上的肿瘤均可发生于乳腺。其中，最常见的是乳腺纤维腺瘤和乳腺导管内乳头状瘤，前者临床上以无痛性肿块为主要表现，后者多表现为乳头溢液。

楼师长期致力于乳腺良性肿瘤的临床研究和基础研究，通过辨证论治个体化用药，应用中医药调理机体内分泌，改善内分泌环境，在控制乳腺良性肿瘤的多发、抑制乳腺良性肿瘤的再发方面取得了较好的疗效。

第一节　乳腺纤维腺瘤

乳腺纤维腺瘤，又称腺纤维瘤、腺瘤等，是由乳腺纤维组织和腺管两种成分增生共同构成的乳腺良性肿瘤，其发病率在乳腺良性肿瘤中居首位。本病好发于20～25岁的年轻女性，绝经后妇女较少见，临床表现为圆形或椭圆形的无痛性肿块，质地坚实，活动度较好，肿块大小不随月经周期而变化。

【病因病机】

乳腺纤维腺瘤与乳腺增生病统属于中医"乳癖"的范畴。为了区别两者，《中医外科学》六版教材将乳腺纤维腺瘤定名为"乳核"。《疡科心得集》曰："有乳中结核,形如丸卵,不疼痛,不发寒热,皮色不变,其核随喜怒而消长,此名乳癖。"其指出本病病因病机为情志内伤,肝气郁结,气滞则血瘀,或忧思伤脾,运化失司,痰湿内生,导致气血、痰浊凝聚而成肿块。《圣济总录》曰："妇人以冲任为本,若失于调理,冲任不和,阳明经热,或为风邪所客,则气壅不散,结聚乳间,或硬或肿,疼痛有核。"由此可见,情志内伤、肝郁、血瘀痰凝、冲任失调为乳核的主要病机。

概括其病因病机主要有:

(1)情志内伤,肝气郁结,或忧思伤脾,运化失司,痰湿内生,气滞血瘀痰凝结聚乳房而成肿块。

(2)冲任失调,气滞血瘀痰凝,积聚于乳房胃络而成。

【诊断依据】

1.临床表现

乳腺纤维腺瘤多发于 20～25 岁女性,其次是 15～19 岁和 26～30 岁女性。肿块常单个发生,也可见多个在单侧或双侧乳房内同时或先后出现。形状呈圆形或椭圆形,直径大多在 0.5～5.0cm,边界清楚,质地坚实,表面光滑,按之有如硬橡皮球之弹性,活动度大,触诊常有滑脱感。肿块一般无疼痛感,少数有轻微胀痛,但与月经无关。一般生长缓慢,妊娠期可迅速增大,应排除恶变可能。

2.实验室检查

肿瘤系列检查:处于正常范围,可有助于与恶性肿瘤相鉴别。

3.辅助检查

(1)B超检查　肿块边界清楚、完整,有一层光滑的包膜,内部回声分布均匀,后方回声多数增强。

(2)钼靶X线摄片　可见边缘整齐的圆形或椭圆形致密肿块影,边缘清楚,四周回声可见透亮带,偶见规整粗大的钙化点。

【鉴别诊断】

乳腺纤维腺瘤需与乳腺增生病、乳腺癌相鉴别。

1.乳腺增生病

乳腺纤维腺瘤与乳腺增生病均可见乳房肿块,前者肿块呈圆形或椭圆形,边界清楚,质地坚实,表面光滑,活动度较好,一般无疼痛感,少数有轻微胀痛,但胀痛与月经无关;后者肿块呈扁平或串珠状结节,形态不规则,边界不清,质地中等或偏硬,常伴有疼痛,疼痛随月经或情绪波动而变化。

2.乳腺癌

(1)乳腺纤维腺瘤多发于青壮年女性,乳腺癌多发于中年以上妇女。

(2)乳腺纤维腺瘤肿块呈圆形或椭圆形,边界清楚,质地坚实,表面光滑,活动度较好,患侧淋巴结无肿大;乳腺癌之乳房肿块质地坚硬,表面高低不平,边界不清,活动度差,常与皮肤粘连,皮肤可呈橘皮样改变,后期可溃破呈菜花样,患侧淋巴结可肿大。

【辨证论治】

1.肝气郁结证

证候:肿块较小,发展缓慢,不红不热,不觉疼痛,推之可移,伴胸闷叹息。舌质红,苔薄白,脉弦。

治法:疏肝解郁,化痰散结。

方药:逍遥散加减。柴胡、白芍、当归、白术、茯苓、蜜甘草、生姜、薄荷。对于肝郁气滞较甚者,加香附、郁金、陈皮;对于肝郁化火者,加牡丹皮、栀子。

2.血瘀痰凝证

症候:肿块较大,坚硬木实,重坠不适,伴胸闷牵痛,烦闷急躁,或月经不调、痛经等。舌质暗红,苔薄腻,脉弦滑或弦细。

治法:疏肝活血,化痰散结。

方药:逍遥散合桃红四物汤加减。柴胡、白芍、当归、白术、茯苓、蜜甘草、熟地、川芎、桃仁、红花。对于血瘀较甚者,加三棱、莪术;对于痰湿甚者,加半夏、陈皮;对于月经不调者兼以调摄冲任,加仙茅、仙灵脾。

3.脾虚痰凝证

症候:肿块较大,不红不痛,伴胸闷乏力,纳差。舌质淡,边有齿痕,苔白腻,脉滑。

治法:健脾理气,化痰散结。

方药:逍遥散合六君子汤加减。柴胡、白芍、白术、茯苓、蜜甘草、生姜、太子参、半夏、陈皮、薏苡仁。对于脾气虚、乏力甚者,加黄芪,增加太子参、白术用量;对于舌苔厚腻者,加藿香、佩兰。

【外治方法】

阳和解凝膏掺黑退消外贴,7 天换药 1 次。

【其他治疗】

1.针灸治疗

取穴:百会、气海、颊车(双)、天枢、梁丘、足三里、腹结、痞根、太冲、三阴交、夹脊穴(T7、T9、T11、L2),留针期间用药饼灸神阙穴和阿是穴。睡觉前自行按摩双乳根穴 15 分钟。[1]

2.手术

一般首选手术切除,尤其是绝经后或妊娠前发现肿块者,或服药治疗期间肿块继续增大者。术后需做病理学检查。

【预防调护】

(1)调摄情志,避免郁怒。

(2)定期检查,发现肿块及时诊治。

(3)适当控制厚味炙煿食物。

【楼丽华名中医谈】

楼师认为,乳腺纤维腺瘤发病可能与以下几个方面有关:①性激素水平失衡。多数学者认为乳腺纤维腺瘤的发病原因是雌、孕激素平衡障碍,雌激素相对或绝对升高,雌激素过度刺激,又缺乏孕激素对抗和保护,从而引起乳腺导管上皮和间质成分异常增生,形成肿瘤。[2]②"种子-土壤学说",即乳腺局部组织对雌激素过度敏感。③饮食因素,如高脂、高糖饮食。④遗倾向。

一旦乳腺纤维腺瘤形成，一般难以通过服药的方法消除，手术为首选治疗方式。然而西医对于乳腺纤维腺瘤的多发和再发无相应的预防性药物，中医中药在这两个方面有其独特的优势。

1. 多发问题

乳腺纤维腺瘤多为单侧乳房单发病变，但单侧乳房多发肿瘤并不少见，亦可见双侧乳房同时或先后单发肿瘤，或先后多发肿瘤，或一侧单发、一侧多发的情况。我们发现临床上多发性乳腺纤维腺瘤的比例呈上升趋势。这些患者以未婚青年女性为多，双乳内肿块数目不等、大小不一。"逐个切除"的治法使她们非常痛苦，"切了还可以再发"让她们心有余悸，倍感无奈。乳房上左一刀、右一刀的切口，如"蜈蚣"样的瘢痕，破坏了乳房的外观，其伤害甚至大于乳腺疾病本身，不少患者由此产生严重的自卑、抑郁心理。

我们认为一旦确诊为乳腺纤维腺瘤，特别是伴有乳房疼痛、月经不调等症状者，可采用中医药治疗，调理内分泌，改善症状，抑瘤以控制其生长及多发。

2. 再发问题

乳腺纤维腺瘤切除后可在同侧乳房原位或其他部位或在对侧乳房内发生新的乳腺纤维腺瘤。有时切一个，长一个或数个。乳腺纤维腺瘤的多发、再发，责之于病因的持续存在、致病的内分泌环境的持续存在。

为什么肿瘤切除了还长？原因是"土壤"未予改良。我们将乳腺纤维腺瘤术后称为"改良土壤期"。手术后即用中药调理3个月，对控制乳腺纤维腺瘤的再发取得了满意的疗效。

多发性乳腺纤维腺瘤通过中医药调理机体内分泌，抑制其生长，控制多发；乳腺纤维腺瘤术后通过中医药干预性治疗，改善内分泌环境，抑制再发。

《疡科心得集·辨乳癖乳痰乳岩论》云："有乳中结核，形如丸卵，不疼痛，不发寒热，皮色不变，其核随喜怒而消长，此名乳癖。"《圣济总录》曰："妇人以冲任为本，若失于将理，冲任不和，阳明经热，或为风邪所客，则气壅不散，结聚乳间，或硬或肿，疼痛有核。"由此可见，情志内伤、肝郁、血瘀痰凝、冲任失调为乳核的主要病机。对于乳腺纤维腺瘤，我们一般通过辨证论治个体化用药。然而"治病必求其本"，我们认为肝郁痰凝为乳腺纤维腺瘤形成的基础,故治疗时必离不开疏肝理气、化痰散结,并根据血瘀、脾虚、冲任失调的偏重,分别加以活血、健脾、调摄冲任之药。

【文献选读】

(1)《疡科心得集·辨乳癖乳痰乳岩论》(清·高秉钧)曰:"有乳中结核,形如丸卵,不疼痛,不发寒热,皮色不变,其核随喜怒而消长,此名乳癖。"

(2)《圣济总录》曰:"妇人以冲任为本,若失于调理,冲任不和,阳明经热,或为风邪所客,则气壅不散,结聚乳间,或硬或肿,疼痛有核。"

(蔡李芬)

第二节　乳腺导管内乳头状瘤

乳腺导管内乳头状瘤,又称大导管内乳头状瘤、孤立性导管内乳头状瘤、囊内乳头状瘤,是发生于乳晕区大导管的一种良性肿瘤,多见于40~50岁女性,约占良性肿瘤的20%。其常见的临床表现为乳头溢液和肿块,根据溢液的性质和肿块表现常归属于中医"乳衄""乳注"和"乳癖"。

【病因病机】

乳衄,意为乳头血液外溢,血液不依脉道循行,即为离经之血,与其关系最为密切的脏器当属肝及脾。乳注,意为乳窍内时有淡黄色或淡红色的液体渗出,是多种乳腺疾病的一种症状。有资料显示,有60%~80%[3]的乳腺导管内乳头状瘤患者具有乳头溢液的症状。乳房肿块是乳腺导管内乳头状瘤的重要体征,有66%~75%的患者伴有肿块。多数肿块体积较小,位于乳头处或乳晕区。挤压肿块时常可见溢液自相应的乳腺导管从乳头流出。因此,有相当一部分的乳腺导管内乳头状瘤属于"乳癖"的范畴。

肝主疏泄,主藏血。《血证论·脏腑病机论》曰:"肝属木,木气冲和调达,不致郁遏,则血脉得畅。"《胎经心法》云:"肝经郁火上冲,乳胀而溢。"《疡科心得集》曰:"乳中结核,何不责阳明而责肝,以阳明胃土,最惧肝木,肝气有所不舒,胃见木之郁,唯恐来克。伏而不扬,肝气不舒,而肿硬之成。"脾主运化,主统血。《金匮要略编注》云:"五脏六腑之血,全赖脾气统摄。"脾胃功能失调,气血生化之源不足,脾气虚不能统摄,亦可致乳汁溢出。

《外科医案汇编》曰:"乳中结核,虽云肝病,其本在肾。"肾水亏损至肝木失养,肝功疏泄功能紊乱,疏泄太过,以致气血逆发进入乳房形成乳汁而出。肾精亏虚,冲任失调,气血瘀滞于乳房成核。

概括其病因病机主要有:

(1)肝郁火旺 女子以肝为先天,足厥阴肝经布胸胁绕乳头而行。肝失疏泄,或因忧郁过久,或因暴怒伤肝,致气机逆乱,迫血上涌,沿肝经上扰于乳,遂成乳衄。

(2)肝郁痰凝 情志失调,肝气郁滞不舒,郁久化热致炼津成痰;肝木过盛则伐脾土,脾伤则无以运化水湿,以致痰浊内生,痰湿壅塞冲任,气血紊乱,逆入乳房形成乳汁而溢。肝气与痰湿滞于胸中,故时可见乳房肿块。

(3)脾虚血亏 饮食失宜,劳倦失度,思虑过度,均可损伤脾胃,脾胃功能失司,则无力化生气血,脾气不足,则血失固摄,至乳头溢出,故而发生乳衄。

(4)冲任失调 先天不足或后天劳倦过度,肾精亏虚,冲任失调,气血瘀滞于乳房成核。

【诊断依据】

1.临床表现

(1)乳头溢液 乳头溢液是乳腺导管内乳头状瘤的主要临床表现之一,根据其病变不同,乳头溢液的性质和颜色也不同,有血性、浆液性、乳汁样等。

(2)乳房肿块 乳房肿块可在乳晕区或其他部位,大小从数毫米到数厘米。挤压肿块及其区域时常可见溢液自相应乳腺导管开口流出。

2.辅助检查

(1)溢液涂片细胞学检查 溢液涂片细胞学检查适用于有乳头溢液的患者,主要用于发现癌细胞,是唯一无创的病理学检查,患者易于接受,但其准确率较低。

(2)超声检查 超声检查具有无创性、无痛苦、简便易行、可反复性等特点。其声像典型表现为在扩张的无回声导管内,呈现不规则的实性低回声结节。若导管扩张不明显,或仅表现为乳腺内实性肿块,或病变非常微小

（＜1mm），则容易发生漏诊或误诊。

（3）乳腺导管造影 乳腺导管造影可清晰显示病变导管的形态，肿瘤的部位、大小、形态，导管壁有无浸润、破坏等，对导管系统疾病的诊断及鉴别诊断具有决定性作用。

（4）乳管镜检查 乳管镜检查是目前诊断率最高的检查方法，其优点是可直接观察伴乳头溢液导管内乳头状瘤患者乳腺导管内的病变情况，能发现影像学检查中不能识别的病灶。

【鉴别诊断】

乳腺导管内乳头状瘤需与生理性乳头溢液、乳腺导管内乳头状癌相鉴别。

（1）生理性乳头溢液通常是由乳房的自我调控引起的，典型症状是双侧多导管非自发性溢液，可以表现为从乳白色到褐色的任何一种颜色。无明显肿块。

（2）乳腺导管内乳头状癌以血性溢液为主，多为单侧单孔溢液。导管内乳头状癌若可触及肿块，则多位于乳晕区外，质地较硬，表面不光滑，活动度差，肿块常大于1cm，同侧腋窝淋巴结肿大。辅助检查可与导管内乳头状瘤鉴别，明确诊断应以病理学检查为准。

【辨证论治】

1.肝郁火旺

证候：乳头溢液量较多，色鲜红或暗红，乳晕部可能触到结块，压之胀痛，或乳房胀痛。月经量较多，经色鲜红或暗红，或伴有血块。同时，伴有烦躁易怒、胸肋疼痛、口苦咽干等症状。脉象多为弦数，舌红或暗红，苔薄黄，舌面可有瘀点或舌底脉络迂曲。

治法：疏肝理气，清肝泻火。

方药：丹栀逍遥散加减。牡丹皮、栀子、柴胡、当归、白芍、白术、茯苓、甘草、生姜、薄荷。对于疼痛较重者，加元胡；对于气滞较重者，加玫瑰花、八月札、佛手；对于口干者，加芦根、天花粉。

2.肝郁痰凝

证候：乳汁自溢，或多或少，或乳房扪及肿块，患者容易紧张或发怒，伴有胸闷胁胀、善太息、胸部刺痛等症状。舌苔黄腻或白腻,脉弦滑。

治法:疏肝理气,解郁化痰。

方药:柴胡疏肝散合二陈汤加减。陈皮、柴胡、川芎、香附、枳壳、芍药、甘草、半夏、茯苓、甘草。对于胸闷较重者,加香附、佛手;对于溢液较多者,加五味子。

3.脾虚血亏

证候:乳头溢液为淡红或黄色稀水,或为红黄相间如褐色的液体,质清稀,劳累后溢出量可增多。月经量较多,色淡红,无血块。同时伴有倦怠乏力、心悸失眠、食欲不振、面色萎黄等症状。脉细弱,舌淡,苔白。

治法:益气健脾,养血摄血。

方药:归脾汤加减。白术、人参、黄芪、当归、甘草、茯苓、远志、酸枣仁、木香、龙眼肉、生姜、大枣。对于食少者,加炒麦芽、鸡内金。

4.冲任失调

证候:溢乳量少,质清稀,若气血瘀滞甚可出现乳房肿块,可伴有腰膝酸软、疲倦乏力等症状。月经先后失调,色淡量少,或闭经。舌淡或淡暗,苔白,脉沉细。

治法:温肾助阳,调摄冲任。

方药:二仙汤加减。仙茅、仙灵脾、巴戟天、当归、黄柏、知母。对于腰膝酸软重者,加杜仲、桑寄生。

【外科治疗】

本病保守治疗难以治愈,且具有一定的恶变率,故临床确诊为本病者,首选手术治疗。外科手术治疗乳腺导管内乳头状瘤的原则是彻底切除,并且尽可能保留正常腺体。

【预防调护】

(1)保持心情舒畅。

(2)注意饮食清淡,少食油腻厚味之品。

(3)定期检查。

【文献选读】

(1)《疡医大全·乳蛆门主论》(清·顾世澄)曰:"乳蛆乃忧思过度,肝脾受伤,肝不藏血,脾约不统血,肝火亢盛,血失统藏,所以成蛆也。"

(2)《疡科心得集》(清·高秉钧)曰:"乳中结核,何不责阳明而责肝,以阳明胃土,最惧肝木,肝气有所不舒,胃见木之郁,唯恐来克。伏而不扬,肝气不舒,而肿硬之成。"

【楼丽华名中医谈】

乳蛆、乳注及乳癖是乳腺导管内乳头状瘤的一种表现,经中医辨证治疗后其临床表现大部分可以改善或消失,但对于导管内的乳头状瘤不一定能彻底治愈。本病虽属于良性病变,却有恶变之倾向,故被称为癌前期病变。因此,治疗前需明确诊断,治疗期间应密切观察,若症状反复出现,或溢液颜色改变,或肿瘤在治疗过程中继续增大,应行穿刺活检或及时手术切除。同时,乳蛆、乳注和乳癖也是早期乳腺癌(如广泛导管内癌)的表现之一,在不能排除乳腺癌之时,亦应优先手术治疗。

中医学认为,疾病"急则治其标,缓则治其本",乳腺导管内乳头状瘤以手术切除为首选,但术后再发可能性大。而术后通过中医辨证施治,改善乳房内环境,可有效降低复发、再发风险。

(胡衰媛)

【参考文献】

[1]赵凌,胡玲香.针灸配合穴位按摩治疗乳房纤维瘤体会[J].河南中医,2005,25(4):64.

[2]HOUSSAMI N,CHEUNG M N,DIXON J M. Fibroadenoma of the breast[J]. Med J Aust,2001,174(4):185-188.

[3]ZERVOUDIS S,IATRAKIS G,EONOMIDES P,et al. Nippledischarge sereening[J]. Women's Health,2010,6(1):135-151.

第六章　乳腺恶性肿瘤

楼丽华中医乳房病学

　　乳腺癌是严重威胁妇女健康的恶性肿瘤，其发病率在我国部分城市已居女性恶性肿瘤的首位，并且逐渐年轻化。其治疗方式包括局部治疗和全身治疗。局部治疗包括手术与放射治疗，全身治疗包括化疗与内分泌治疗、中医药治疗。中医药治疗在减少乳腺癌术后并发症，提高机体免疫功能，减少放化疗毒副作用，提高放化疗敏感性，减轻内分泌治疗副作用等方面具有独特的优势。

　　楼师通过多年的临床实践，积累了丰富的乳腺癌中医药调治经验，形成了独到的中医药治疗乳腺癌的思路与方法。她强调本虚标实为本病的基本病机，治疗以扶正为主，兼顾分期及变证，健脾和胃贯穿始终，重视心理治疗。

第一节　乳腺癌

　　乳腺癌是女性最常见的恶性肿瘤之一。近年来，国内外许多大城市乳腺癌的发病率在不断上升，已经位居女性恶性肿瘤发病率的首位，并且乳腺癌的发病年龄也出现了年轻化的倾向。

　　乳腺癌在古代中医文献中被称为"乳岩""乳石痈""奶岩""石奶""乳痞"等。对肿瘤表皮症状的首次记载源于《灵枢·痈疽》"疽者，上之皮夭以坚，状如牛领之皮"，大致符合乳腺癌皮肤的"橘皮样"改变。宋代的《妇人良方大全》最早提出"乳岩"病名,曰:"初起内结小核,或如鳖棋子,不赤不痛,积之岁月渐大,峻岩崩破如熟石榴,或内溃深洞,血水滴沥,此属肝脾郁怒,气血亏虚,名曰乳岩。"

【病因病机】

古代中医文献中有关乳腺癌病因病机的记载较多,宋金元时期的医家已经逐渐认识到情志因素对本病的影响,到明清时期,各大医家对乳腺癌病因病机的认识已经比较成熟、全面。中医学对乳腺癌病因病机的认识大多从整体出发,依据脏腑经络进行分析,主要是身体正气亏虚,脏腑功能低下,另外再加上情志不遂,饮食失调,导致冲任失调,气滞血瘀,瘀毒凝结于乳中,形成乳腺癌;其中正气亏虚为本,气郁、痰瘀为标。

概括其病因病机主要有:

(1)正气不足是乳腺癌发生的内在原因 正气不足,气血阴阳虚弱,脏腑功能衰退引起邪客于乳络是发病的基本原因和决定因素。《素问》曰:"正气存内,邪不可干。""邪之所凑,其气必虚。"《灵枢·口问》云:"故邪之所在,皆为不足。"《温疫论》曰:"本气充实,邪不能入。"上述说明正气的强弱决定疾病的发生,疾病的发生与否主要取决于正气的盛衰。《诸病源候论》指出乳腺癌的成因为"有下于乳者,其经虚,为风寒气客之,则血涩结成痈肿,但结核如石,谓之石痈"。《医宗必读》中亦有"积之成也,正气不足,而后邪气踞之"的论述。正气不足,主要为阳气不足。由于阳气亏虚,患者抑郁寡欢,容易气机不畅而"郁";脾阳不足,不能蒸腾、运化水谷精微,脾虚不能为胃行其津液,则津液聚集为痰。另外,肾阳不足,水气上泛,亦能生痰,痰主要由脾、肾阳虚所生;阳虚则温煦功能低下致血脉阻滞、运行不畅而成"瘀",痰瘀胶结于乳房即发生乳腺癌。正如《疮疡经验全书》指出:"阴极阳衰,血无阳安能散,致血渗入心经而生乳岩。"《外科证治全生集》说:"乳癌是由于阴寒结痰,治当阳和通腠,温补气血,主张用阳和汤治疗。"其乳腺癌进入晚期以后,阳气愈虚,邪毒愈盛,造成诸脏阳虚。

(2)肝、脾、肾三脏功能失调是乳腺癌的重要病机 根据中医经络学说,乳头、乳房分属肝、胆、胃经,乳头为肝肾二经之冲,乳房为阳明气血汇集之所,乳部经络赖肝之疏泄、阳明之布司。乳腺癌的发生是由于肝、脾两伤,痰凝气结。肝伤失其条达,则气血瘀滞乳络;脾伤失其健运,水湿不化,聚结成痰,气痰凝结,则渐生结核。[1]《景岳全书》认为,"凡脾胃不足及虚弱失调之人,多有积聚之病",提出了脾胃虚弱、运化不足是乳腺癌的病因。脾胃为后天之本,气血生化之源,若谷反为滞,水反为湿,则易出现虚的一面。[2]《景岳全书》亦指出:"肝肾不足及虚弱失调之人,多有积聚之病。"女子以肝为先天,肾为元气之根,冲任之本。肾气充盛则冲任脉盛,冲任之脉上贯于乳,下濡胞宫。冲为血海,任主胞胎,冲任之脉系于肝肾,肝肾不足,冲任失调而致气虚、血虚,气血运行不畅而致气滞血凝,阻于乳中而成本病。乳腺与肝、脾、肾三脏关系密切。肝主气血,调节情志,协调月经及乳腺功能;脾主运化水谷,输布气血精微,为后天之本,气血生化之源,滋养乳腺;肾主先天,肾藏精,与人体生长发育密切相关,对乳腺的生理功能有决定作用。肝失疏泄,肝气郁结则气血运行不畅,气滞血凝,经络阻塞,结滞于乳。肝、脾、肾脏气的长期亏损不仅是诱发乳腺癌的重要病机,也是乳腺癌恶化、转移的促动因素。

(3)七情内伤、肝失疏泄是乳腺癌发生发展的重要因素 《医宗金鉴》有"乳岩有肝脾两伤,气血凝结而成"的论述,《外科正宗》亦指出"忧郁伤肝,思虑伤脾,积想在心,所愿不得者,致经络痞涩,聚结成核"。情志伤肝,肝郁而气滞,思虑伤脾,脾虚则痰凝,气滞痰凝,结而成核。《外科问答》曰"翻花岩……由肝郁不舒,水火鸥张而得,甚不易治",强调了乳腺癌的发生与"肝失疏泄"密切相关。《格致余论》云:"若不得于夫,不得于舅姑,忧怒抑郁,朝夕积累,脾气消阻,肝气积逆,遂成隐核……名曰乳岩。"《青囊秘诀》对病因病机的论述则更为详尽:"乳岩乃性情每多疑忌,……失于调理,忿怒所酿,忧郁所积,浓味酿成,以致厥阴之气不行,阳明之血腾沸。"这说明本病相关症状的发生与肝气郁滞有关,肝失疏泄影响血液的运行,气滞而无法推动血液,气滞血瘀从而导致本病的发生,或气滞而痰浊凝阻,也可引发本病。肝主疏泄,调畅全身气机活动,通达乳房气血运行。肝喜条达而恶郁滞,强烈、长期承受精神刺激,超出个体生理调节范围,则会引起脏腑失调,久之则发为乳腺癌。

(4)六淫外侵、邪毒留滞是发病的外在因素 《黄帝内经》云:"八风客于经络之中,为瘤病者也。""积之所生,得寒乃成积也。"《灵枢·五变》也认为:"寒湿不次,邪气稍至,蓄积留止,大聚乃起。"《诸病源候论》云:"有下于乳者,其经络为风寒气客之,则血涩结成痈肿。而寒多热少者,则无大热,但结核如石。"上述皆指出了外邪侵袭,内滞经络,积聚成瘤的病理机制。

（5）饮食失调是发病的重要因素 饮食是人体赖以维持生命活动的物质源泉,脾胃为水谷之海,气血生化之源。《素问》云:"五味入口,藏于肠胃,味有所藏,以养五气,气和而生,津液相成神乃自生。"《济生方》云:"过餐五味、鱼腥、乳酪,强食生冷果菜,停蓄胃脘,……久则积聚,结为癥瘕。"《外科真诠》亦从预防角度提示本病有癌变可能,指出"宜节饮食、息恼怒、庶免乳岩之变"。饮食肥甘厚腻太过、咸味太过、辛辣刺激之物损伤脾胃,脾胃运化失司则生湿酿痰,以致痰浊凝滞,经络不通,气血不行,气滞、血瘀、痰凝等结聚于乳络而成乳岩。

【诊断依据】

乳腺癌的诊断应结合患者的临床表现及病史、体格检查、影像学检查、组织病理学和细胞病理学检查进行。

多数患者是自己无意中发现乳腺肿块而来医院就诊,少数患者是通过定期体检或筛查被发现乳腺肿物或可疑病变。可触及肿块可采用针吸活检或手术切除活检明确诊断。若临床摸不到肿块而需影像学检查发现可疑病变,则可借助影像学检查定位进行活检。病理学检查是乳腺癌诊断最重要的依据。针吸细胞学检查和活体组织切片检查对确诊具有重要意义。目前,术中快速病理切片为常用方法。

早期乳腺癌往往不具备典型的症状和体征,不易引起重视,常通过体检或乳腺癌筛查发现。以下为乳腺癌的典型体征。

（1）乳腺肿块 80％的乳腺癌患者以乳腺肿块首诊。患者常无意中发现乳腺肿块,多为单发,质硬,边缘不规则,表面欠光滑。大多数乳腺癌为无痛性肿块,仅少数伴有不同程度的隐痛或刺痛。

（2）乳头溢液 非妊娠期从乳头流出血液、浆液、乳汁,或停止哺乳半年以上仍有乳汁流出者,称为乳头溢液。引起乳头溢液的原因很多,常见的疾病有导管内乳头状瘤、乳腺增生、乳腺导管扩张症和乳腺癌。单侧单孔的血性溢液应进一步检查,若伴有乳腺肿块更应重视。

（3）皮肤改变 乳腺癌引起皮肤改变可出现多种体征,最常见的是肿瘤侵犯连接乳腺皮肤和深层胸肌筋膜的乳房悬韧带(Cooper 韧带),使其缩短并失去弹性,牵拉相应部位的皮肤,出现"酒窝征"。若癌细胞阻塞淋巴管,则会出现"橘皮样改变",即乳腺皮肤出现许多小点状凹陷,就像橘子皮一样。在乳腺癌晚期,癌细胞沿淋巴管、腺管或纤维组织浸润到皮内并生长,在主癌灶周围的皮肤形成散在分布的质硬结节,即所谓"皮肤卫星结节"。

(4)乳头、乳晕异常　肿瘤位于或接近乳头深部,可引起乳头回缩。肿瘤距乳头较远,乳腺内的大导管受到侵犯而短缩时,也可引起乳头回缩或抬高。乳头湿疹样癌,即乳腺 Paget 病,表现为乳头皮肤瘙痒、糜烂、破溃、结痂、脱屑、伴灼痛,以致乳头回缩。

(5)腋窝淋巴结肿大　医院收治的乳腺癌患者 1/3 以上有腋窝淋巴结转移。初期可出现同侧腋窝淋巴结肿大,肿大的淋巴结质硬、散在、可推动。随着病情发展,淋巴结逐渐融合,并与皮肤和周围组织粘连、固定。晚期可在锁骨上和对侧腋窝摸到转移的淋巴结。

在乳腺门诊,医生了解病史后首先会进行体检,检查双侧乳腺;还会结合影像学检查,包括乳腺 X 线摄影(乳腺钼靶)、彩色超声,必要时也可进行乳腺磁共振成像(magnetic resonance imaging,MRI)检查。MRI 检查可以发现多灶、多中心的小病灶,也不失为一种早期诊断的影像学检查方法。最后确诊还需依据细胞病理学和组织病理学诊断。

(1)乳腺钼靶 X 线摄片　乳腺钼靶 X 线摄片是近年来国际上推荐的乳腺癌筛查的主要方法。X 线上肿块的边缘呈浸润、星芒状改变;钙化灶呈微小性、多形性、聚集性、不均匀性和众多性改变;部分可见结构扭曲紊乱,但无肿块可见。BI-RADS分级可分为 7 级。BI-RADS 0 级:需要结合其他检查;BI-RADS 1 级:阴性;BI-RADS 2 级:良性;BI-RADS 3 级:良性,可能需短期随访;BI-RADS 4 级:可疑恶性,建议活检,4A 为低度可疑,4B 为中度可疑,4C 为高度但不肯定;BI-RADS 5 级:高度恶性;BI-RADS 6 级:已经病理学证实恶性。

(2)乳腺 B 超检查　多表现为形态不规则、内部回声不均匀的低回声肿块,肿块内部及周边可见异常血流信号。

(3)乳腺 MRI 检查　表现为形态不规则,肿块周边细长、僵直毛刺,呈特征性"蟹足"状或"星芒"状外观,灵敏度达 80%,T2 加权成像呈高信号,强化方式多由边缘环状强化向中心渗透,呈向心样强化,时间-信号强度曲线(time signal intensity curve,TIC)为流出型。

(4)细胞病理学和组织病理学检查　病理学检查是乳腺癌确诊最重要

的依据,多采用术中切取活检或粗针穿刺活检。

【鉴别诊断】

乳腺癌需与乳腺纤维腺瘤、慢性乳腺炎及脓肿、乳腺囊性增生病、浆细胞性乳腺炎、乳腺结核和乳腺恶性淋巴瘤相鉴别。

(1)乳腺纤维腺瘤　肿瘤大多为圆形或椭圆形,边界清楚,活动度大,发展缓慢。

(2)慢性乳腺炎及脓肿　常有脓肿形成,触之为肿块,边缘不清,呈囊性感,可有轻压痛,与周围组织有轻度粘连感。

(3)乳腺囊性增生病　乳腺囊性增生病表现为乳房胀痛、肿块,可呈周期性,与月经周期有关。

(4)浆细胞性乳腺炎　60%以上的浆细胞性乳腺炎呈急性炎症表现,肿块大时皮肤可呈橘皮样改变。40%的患者开始即为慢性炎症,表现为乳晕旁肿块,边界不清,可有皮肤粘连和乳头凹陷。

(5)乳腺结核　乳腺结核是由结核杆菌所致乳腺组织的慢性炎症,局部表现为乳房内肿块,肿块质硬偏韧,部分区域可有囊性感。

(6)乳腺恶性淋巴瘤　乳腺恶性淋巴瘤表现为迅速增大的肿块,有时可占据整个乳房,肿块呈巨块或结节状、分叶状,边界清楚,质坚,有弹性,与皮肤及乳房等无粘连。

【西医治疗】

随着对乳腺癌生物学行为认识的不断深入,以及治疗理念的转变与更新,乳腺癌的治疗进入了综合治疗时代,形成了乳腺癌局部治疗与全身治疗并重的治疗模式。根据肿瘤的分期和患者的身体状况,酌情采用手术、放疗、化疗、内分泌治疗、生物靶向治疗及中医药辅助治疗等多种手段。中医治疗肿瘤强调调节与平衡的原则,恢复和增强机体内部的抗病能力,从而达到阴阳平衡、治疗肿瘤的目的。中医药治疗在降低乳腺癌术后并发症、提高机体免疫功能、减少放化疗毒副作用、提高放化疗敏感性、减轻内分泌治疗副作用等方面具有独特的优势。

2010年,中华中医药学会乳腺病防治协作工作委员会发布《乳腺癌分期辨证规范(试行)》[3]，将乳腺癌按照围手术期、围化疗期、围放疗期及巩固期进行分期辨证。围手术期指入院开始到手术后第一次化疗开始，术前分为肝郁痰凝证、痰瘀互结证、冲任失调证；术后分为脾胃不和证、气血(阴)两虚证。围化疗期指化疗开始到化疗结束后 1 周，分为脾胃不和证、气血(阴)两虚证、肝肾亏虚证、脾肾两虚证。围放疗期指放疗开始到放疗结束后 1 周，分为气阴两虚证、阴津亏虚证、阴虚火毒证。巩固期指手术后化疗和(或)放疗结束 1 周后开始以后的 5 年期间，分为气血两虚证、脾肾两虚证、冲任失调证。该方案比较规范地提出了中医学关于乳腺癌临床分期和辨证分型的依据。

【辨证论治】

1. 肝郁气滞痰凝证

证候：心烦易怒，失眠多梦，口苦咽干，胸闷肋胀。不思饮食，月经先期，经前乳房作胀或少腹作胀。舌淡苔薄，舌体胖或有齿痕，脉弦滑。

治法：疏肝理气，化痰散结。

方药：逍遥散加减。柴胡、陈皮、三棱、莪术、茯苓、郁金、白术。对于乳房胀痛明显者，加青皮、梅花、佛手；对于口苦者，加栀子、牡丹皮、蒲公英；对于胃纳欠佳者，加炒麦芽、鸡内金等。

2. 脾胃虚弱证

证候：纳呆食少，食后腹胀、恶心、嗳气，大便溏泄，面色㿠白，神疲乏力。舌淡，苔薄白，脉濡细。

治法：健脾和胃。

方药：参苓白术散加减。黄芪、薏苡仁、麦芽、白扁豆、鸡内金、白芍、太子参、淮山药、白术、茯苓。对于胃部胀满不适者，加炒枳壳、厚朴、陈皮；对于反酸、嗳气者，加海螵蛸、旋覆花、代赭石、煅瓦楞子。

3. 气阴两虚证

证候：神疲乏力，少气懒言，自汗畏风；午后潮热或持续低热，五心烦热口干咽燥。舌淡红、瘦薄而嫩，苔薄白润，脉细弱。

治法：益气养阴。

方药：天王补心丹加减。生地、丹参、知母、赤芍、玄参、黄芪、麦冬、远志、茯苓、五味子、炙鳖甲。对于失眠甚者，加首乌藤、合欢花；对于盗汗甚者,加糯稻根、地骨皮、银柴胡。

4.热毒内蕴证

证候:晚期癌肿破溃,血水淋漓,臭秽不堪,色紫剧痛;伴饮食不佳,身体渐瘦。苔薄黄,脉弦数。

治法:解毒扶正。

方药:五味消毒饮加减。金银花、蒲公英、紫花地丁、紫背天葵、野菊花。

【外科治疗】

对于有手术禁忌证,或已远处广泛转移,不适宜手术治疗者,可采用中药外治。另外,可以使用三氧化二砷进行外用换药,促使坏死组织脱落。

【预防调护】

目前乳腺癌的病因尚不完全清楚,因此还没有确切的预防乳腺癌的方法。从流行病学调查分析,乳腺癌的预防可以考虑以下几个方面:

(1)普及防癌知识,定期自我检查,以期早期发现、早期治疗。

(2)建立良好的生活方式,调整好生活节奏,保持心情舒畅。优生优育,提倡母乳喂养婴儿。

(3)坚持体育锻炼,积极参加社交活动,避免和减少精神、心理紧张因素,保持心态平和。

(4)养成良好的饮食习惯。婴幼儿时期注意营养均衡,提倡母乳喂养;儿童发育期避免高蛋白、低纤维饮食;青春期不要大量摄入脂肪和动物蛋白,加强身体锻炼;绝经后控制总热量的摄入,避免肥胖。平时养成不过量摄入肉类、煎蛋、黄油、奶酪、甜食等饮食习惯,少食腌、熏、炸、烤食物,增加新鲜蔬菜、水果、维生素、胡萝卜素、橄榄油、鱼、豆类制品等的摄入。不乱用外源性雌激素,不长期过量饮酒。

(5)积极治疗乳腺疾病,在乳腺癌高危人群中开展药物性预防。

【楼丽华名中医谈】

1.本虚标实为本病的基本病机

正虚不仅指正气亏虚,还包括脏腑功能减退,气血阴阳失调,机体抗病能力降低等内环境失衡;邪实指各种致病因素导致机体脏腑经络、阴阳气血功能障碍,引起气滞、血瘀、痰凝、热毒、湿聚等互相交结,这些既是致病因素,又是病理产物。其中,正气亏虚是致病的根本原因和内在条件。楼师在发病机制中重视内因作用,尤其重视脾肾的作用。她认为脾胃为后天之本,气血生化之源,五脏六腑皆受其荣养。《内经·玉机真脏论》曰:"五脏者,皆禀气于胃,胃者,五脏之本。"李东垣在《脾胃论》中指出:"内伤脾胃,百病由生。"这说明脾胃在机体发病中具有重要作用。中医的脾胃,不单是解剖上的概念,更重要的是生理和病理上的概念,涉及机体多个系统,如消化系统、免疫系统等。一旦脾胃功能失调,不仅气血生化乏源,而且气血运行及防御功能减弱,气滞血瘀。此时机体既不能有效抵御外邪,又不能监控体内"癌毒"之邪,致使邪毒内盛,且脾为生痰之源,脾虚不能为胃行其津液,津液凝聚而为痰,最终致使"虚""瘀""痰""毒"等病理产物集积于一体。肾为先天之本,肾藏精,主生长发育,肾所藏之精构成人体的基本物质,也是机体活动的物质基础。《中藏经》曰:"肾者,精神之舍,性命之根……肾气绝则不尽其天命而死也。"《内经·上古天真论》曰:"女子七岁,肾气盛……二七而天癸至,任脉通,太冲脉盛……"肾与任脉、冲脉关系密切,肝肾同源,故先天肾气不足或其他原因导致肾气亏虚,则无以灌注冲任,冲任失调,机体内环境紊乱,癌毒肆虐,导致乳癌内生。

2. 术后调治,宜扶正为本

中医药的作用在于调动宿主一切潜能,参与肿瘤的调控,及时纠正调控中的太过和不及,重新建立起宿主的调控功能。因此,当代肿瘤治疗已不是以杀伤肿瘤细胞为目的,而是将肿瘤的发病与治疗过程视为以宿主为主体的动态过程,故宜采用中西医结合治疗,激发个体潜能。通过中药扶正祛邪,调整机体平衡,机体对癌细胞可以耐受,并且通过治疗,控制癌细胞的增殖、活动,使患者可以"带瘤生存",与"瘤细胞和平共处"多年甚至几十年而不发病,从而达到抗转移、抗复发,延长生存期,提高生存质量的目的。[4]

一般而言,乳腺癌术后患者经过手术祛邪治疗,使得原本癌肿消耗已久的正气更加虚弱,出现气血津液亏虚,临证更应侧重扶正培本以增强肌体抗癌能力,又为化、放疗等一系列后续的祛邪治疗创造必要条件。"正气存内,邪不可干。"因此,临床上多采用益气养阴、健脾护胃、调摄冲任、扶正治本之法,常用生黄芪、太子参、白术、茯苓、怀山药健脾益气,顾护后天,使气血生化有源;仙灵脾、菟丝子、肉苁蓉补益肾气,调摄冲任,固摄先天;沙参、麦冬、生地、知母、玄参养阴生津。

3. 分期辨治,随症加减

本病在不同时期治疗又有所侧重,乳腺癌初起,多因肝郁气滞、痰凝血瘀;所谓"正气存内,邪不可干","壮者气行则已,怯者着而成病"。乳腺癌术后耗气伤血,致使气血两虚,根据《内经》"邪之所凑,其气必虚",术后各种治疗又会导致肝肾不足,冲任失调。而在乳腺癌复发转移发生中,"余毒未清,癌毒壅盛"成为其最基本也是最重要的病因。

化疗后,常常脾胃不和,痰湿中阻,药用茯苓、白术、陈皮、生苡仁、藿香、佩兰、厚朴、苍术益气健脾,化湿和胃。放疗后,最易出现气阴不足,药用生黄芪、太子参、沙参、麦冬、生地、玄参、石斛益气养阴。各种治疗引起的肝肾不足,冲任失调,表现为腰膝酸软、月经不调、烘热阵阵、烦躁汗出,药用仙茅、仙灵脾、知母、肉苁蓉调摄冲任。同时,临床变症百出,宜随症加减易药。如患侧上肢水肿,责之于血瘀,"血不利则为水",应活血通络,药用桃仁、丹参、王不留行、桑枝[5];对于胃纳欠佳者,加炒麦芽、鸡内金、砂仁;对于夜寐不安者,加首乌藤、酸枣仁、五味子。

关于无手术适应证的晚期乳腺癌的治疗,当以延长患者的生存期和提高患者的生存质量为首要任务。《疮疡经验全书·乳岩》曰"乳岩,此毒阴极阳衰,……捻之内如山岩,故名之",其在乳腺癌复发转移发生中又成为病因之"毒"。"余毒未清,癌毒壅盛"是其最基本也是最重要的病因。毒邪外侵,日久化热化火,热毒壅盛蕴结乳中而发病。我们运用清热解毒方药五味消毒饮加减。

4. 健脾和胃贯穿始终

"正气存内,邪不可干","邪之所凑,其气必虚"是肿瘤发生的基本病机。正气的盛衰决定着人体疾病的向愈。正气即人体五脏功能的正常及抗邪能力和康复能力,包括脾胃滋养全身的功能、肾中精气调节全身阴阳的能力、卫气的护卫肌表和驱邪外出的能力,经络系统调节机体平衡的生理功能等。[6]正是人体内正气功能的衰弱,无力抵抗外邪而导致肿瘤的发生;而对于经过手术放化疗等治疗的患者,驱邪有余,而体内正气更衰。因此,对于肿瘤患者,扶益正气是第一位的。乳腺癌患者的扶正,应从辨位论治出发,与脾胃功能最为相关,而在临床实践中,患者多有纳呆、乏力、面色无华、大便溏薄或者便秘、乳腺癌术后的局部水肿、舌苔厚腻等表现,皆属脾胃虚弱之象,因此在遣方用药中,扶正抗癌的核心在于补益脾胃,多以参苓白术散化裁以健脾运脾。另外,即使有部分患者脾胃气虚之象不甚明显,我们也坚持在辨证论治的同时,做到时时顾护胃气。所谓上工治未病,脾胃为后天之本,脾胃有虚当补,脾胃未虚更当防。只有后天生化之源得健,其他疾病才有向愈可言,治疗上可以适当加用白扁豆衣、白术、神曲之属。

5.心药同治

乳腺癌术后治疗,除药物治疗外,还需要注意心理治疗,情志因素是乳腺癌发病和复发、转移的重要因素之一。不良的心理刺激是一种强烈"促癌剂",长期的精神压抑、情绪紧张,可以引起内分泌功能紊乱、免疫功能低下。对于每一位患者,楼师都耐心讲解,进行心理指导,解除患者的心理负担,增强患者战胜疾病的信心,经常嘱咐患者注意休息,保持良好心态,减轻社会、工作压力;并且嘱咐患者适当参加体育锻炼和社交活动,可以增强体质和保持心情愉快。通过中药调理配合心理治疗,患者5年生存率明显提高,并且提高了生活质量。

6.其他

关于局部晚期乳腺癌的外治法,楼师多采用三氧化二砷的换药方法。我们在临床上还是可以接触到肿瘤局部晚期,皮肤表面溃烂,伴有感染、恶臭难闻,属于中医"翻花乳岩"。目前由于没有传统的中药祛腐药物,楼师选用治疗白血病的砷剂进行外敷换药。每次换药,将一支注射液三氧化二砷倒在无菌纱布上,然后将纱布置于溃烂面,隔天一次。每次将腐肉尽量去除,并密切观察,直到肉芽新鲜后即停止使用,效果明显。

【文献选读】

(1)《外科正宗》(明·陈实功)曰:"或如覆碗,色紫气秽,渐渐溃烂,深者如岩穴,凸者若泛莲……名曰乳岩。"

(2)《医宗金鉴》(清·吴谦)曰:"乳岩有肝脾两伤,气血凝结而成。"

(3)《青囊秘诀》(清·王大德)曰:"乳岩乃性情每多疑忌,……失于调理,忿怒所酿,忧郁所积,浓味酿成,以致厥阴之气不行,阳明之血腾沸。"

(4)《妇人良方大全》(宋·陈自明)曰:"初起内结小核,或如鳖棋子,不赤不痛,积之岁月渐大,峻岩崩破如熟石榴,或内溃深洞,血水滴沥,此属肝脾郁怒,气血亏虚,名曰乳岩。"

(5)《外科真诠》(清·邹岳)曰:"宜节饮食、息恼怒、庶免乳岩之变。"

(6)《医宗必读》(明·李中梓)曰:"积之成也,正气不足,而后邪气踞之。"

(杨慧芬)

第二节 乳腺肉瘤

乳腺肉瘤是一种上皮成分和间质成分混合而成的乳腺肿瘤,因其大体观和镜下表现与肉有相似性而得名。但本病的病理学形态及生物学形态具有多样性,为避免其过度治疗,2003 年版《乳腺及女性生殖器官病理学和遗传学》推荐将其命名为"乳腺分叶状肿瘤",并将其分为良性、交界性和恶性。乳腺分叶状肿瘤可发于任何年龄层,但高发年龄在 40~50 岁。

乳腺分叶状肿瘤在临床表现上与巨大乳腺纤维腺瘤相似,故中医学属于"乳岩"范畴。但其不同于乳岩,易复发,但转移概率不高。楼师临床上尚于中药疏肝解郁,软坚散结,降低其复发率。

【病因病机】

目前还没有明确与分叶状肿瘤发病相关的特异性危险因素,但 2015 年对其发病机制的研究有所发展。

由于分叶状肿瘤与纤维腺瘤在组织形态学上有相似性,因此很多学者认为乳腺分叶状肿瘤与乳腺纤维腺瘤形成有关。Hodges 等[7]利用分子生物学研究发现,分叶状肿瘤与纤维腺瘤两者均有 DTS522 等位基因的丢失,这一发现提示两者属同源相关性肿瘤,且分叶状肿瘤还显示 TP53 和 D22S264 基因丢失,这一现象在纤维腺瘤并不存在,从而进一步提示 TP53 和 D22S264 基因丢失的过程可能是纤维腺瘤发展为分叶状肿瘤的过程。尽管有报道 P53 基因突变携带者患分叶状肿瘤的概率较高但病例数太少,故还需进一步证实。部分文献报道,未婚未育妇女以及使用口服避孕药的妇女,患分叶状肿瘤的风险更高,其肿瘤发展较快,预后较差。[8]这可能与雌激素受体主要在分叶状肿瘤的上皮成分中表达,且其表达与间质细胞核分裂象、肿瘤的组织学分级成相反的关系。

祖国医学很早就认识到情志与疾病发生密切相关。朱丹溪在论述乳岩病因时提到:"忧怒郁闷、朝夕积累、脾气消阻、肝气横逆所致。"七情过度可导致脏腑功能紊乱,气机失调,经络瘀滞,气滞痰凝聚集成肿块,这是乳房肿块的主要病因病机。《医学入门》曰:"乳岩,……更清心静养,庶可苟延岁月。"

【临床表现】

乳腺分叶状肿瘤常表现为单侧单发无痛性肿块,肿瘤生长速度较快,无明显特异性临床表现。部分较大肿块挤压皮肤,致使肿瘤表面皮肤变薄、有光泽,并伴有局部静脉曲张。乳腺分叶状肿瘤很少情况下会同时发生于双侧乳腺,也可能与乳腺其他肿瘤(如纤维腺瘤、乳腺癌)并存。

【病理学】

(1)分叶状肿瘤大体观常表现为边界清楚、圆形或者多结节融合的质韧肿块,一般不具有组织意义上的包膜;肿瘤大小差距较大,较大的肿瘤内部可能伴有坏死或者出血。

(2)在组织病理学上,分叶状肿瘤的表现差异较大,可以类似纤维腺瘤,又可能表现为肉瘤特点;而其组织学特征与临床行为有密切关系,故病理学家根据4种基本的病理指标,即:①间质非典型的程度;②10个高倍视野中的核分裂数目;③是否存在间质过度增生,表现为单个高倍镜视野中上皮成分缺如;④生长方式是膨胀性还是浸润性,将分叶状肿瘤分为良性、交界性和恶性。其中,良性病变特点为间质成分轻度增多,伴有或者不伴有轻中度细胞非典型增生,膨胀性生长,核分裂小于4/10HP,无间质过度增殖;交界性病变则间质成分明显增多,细胞非典型增生,镜下浸润性生长,核分裂4~9/10HP,但不伴有间质过度增生;而恶性分叶状肿瘤有显著的间质增生和细胞非典型增生,浸润性生长,核分裂大于10/10HP,并伴有间质过度增殖。

【诊断依据】

1.临床表现

分叶状肿瘤发病率较低,并与纤维腺瘤的临床表现相似,术前明确诊断比较困难,以下几点特征可考虑乳腺分叶状肿瘤可能:患者年龄较大,肿瘤体积较大并增大迅速,肿瘤位于乳腺外上象限者较常见[9],肿瘤的边界较清楚。

2.影像学检查

(1)乳腺超声检查　超声检查分叶状肿瘤多呈分叶状、圆形或者椭圆形,低回声内部可含有散在囊性成分。但因为少见,临床经验不足,常可将其误诊为纤维腺瘤。[10]故超声检查难以将分叶状肿瘤与纤维腺瘤或者良性肿瘤和恶性肿瘤进行鉴别。

(2)钼靶检查　分叶状肿瘤常表现为较大圆形或者椭圆形分叶状肿块,其部分可见钙化。然而在钼靶上仍不能鉴别良、恶性肿瘤,肿瘤边缘、瘤体分叶程度、肿瘤大小、肿瘤密度都不能单独作为判断良、恶性肿瘤的指标,综合分析可提高其鉴别。[11]

(3)MRI　MRI表现为圆形、椭圆形或者分叶状,边界清楚的肿块,在T2加权图像上分叶状肿瘤表现为高密度信号,对于与乳腺纤维腺瘤的鉴别及乳腺广泛切除手术的指导有一定的意义。[12]

3.病理学检查

术前细针穿刺活检或者空心针活检获取病理组织较少,难以鉴别纤维腺瘤或者良、恶性分叶状肿瘤,对于临床上增长迅速的较大肿瘤,应行切除活检以便于病理学诊断。

【鉴别诊断】

良性分叶状肿瘤需与纤维腺瘤相鉴别,一般纤维腺瘤不具有分叶状肿瘤典型的分叶状结构与沿裂隙分布的上皮,并很少有核分裂。恶性的分叶状肿瘤则需与乳腺原发肉瘤、化生性癌相鉴别,有赖于临床资料及病理学形态特征进行鉴别。

【西医治疗】

乳腺分叶状肿瘤以手术切除为基本治疗方式，Bart 等[13]对文献综述研究后发现，局部切除术后良性、交界性和恶性患者的局部复发率分别为21%、46%和65%，局部广泛切除术后效果较佳，良性、交界性和恶性患者的复发率分别为8%、29%和36%。对于乳腺切除术中的单纯乳腺切除术，有学者认为该术式是恶性分叶状肿瘤患者的最佳术式。[14]故手术的基本原则是局部广泛切除，切缘阴性宽度不小于1cm，对于局部复发病症切除切缘应更宽，当肿块切除或者部分乳腺切除不能获得阴性切缘时，可以行单纯乳房切除术。分叶状肿瘤淋巴结转移的可能性很低，故不需行前哨淋巴结活检或腋窝淋巴结清扫，当证实有淋巴结转移才是腋窝淋巴结清扫的适应证。目前没有证据显示放化疗等辅助治疗能降低乳腺分叶状肿瘤的复发率及病死率。

【辨证轮治】

1.肝郁痰凝证

证候：乳房肿块不红、不热、不疼或者微疼，伴情志抑郁，急躁易怒，口苦咽干、胸闷不舒。舌质红，苔腻，脉滑。

治法：疏肝解郁，化痰散瘀。

方药：柴胡疏肝散加减。陈皮、柴胡、川芎、香附、枳壳、芍药、佛手。

2.冲任失调证

证候：肿块常不疼或微疼，常与发育、月经、妊娠等有关。伴有头晕耳鸣、腰酸肢软、月经不调等。舌质红，苔白，脉弦细。

治法：调节冲任，通络散结。

方药：二仙汤和逍遥散加减。仙茅、仙灵脾、巴戟天、知母、黄柏、猫爪草等。

我们在临床上采取中药预防治疗分叶状肿瘤复发取得了良好的疗效，降低了患者再次手术的概率。

【预　后】

分叶状肿瘤局部复发为其常见的复发形式,手术切缘是局部复发的最佳预后因子,手术切缘大于 1cm 甚至 2cm,局部复发风险会降低。分叶状肿瘤术后应接受定期临床体检及影像学检查,术后每 3～6 个月行超声检查可以尽早发现复发病灶,对于部分腺体致密患者,MRI 可被推荐。

【楼丽华名中医谈】

分叶状肿瘤良性可归为"乳核"范畴,而交界性、恶性则属于"乳岩"。本病的发生与先天禀赋不足、后天饮食以及情志损伤有相关性。先天的发育不良或者双亲遗传性疾病或者胚胎发育时期某些药物、脏腑虚损导致乳房腺体结构紊乱甚至肿瘤性疾病。《诸病源候论》曰:"积聚者,由阴阳不和,脏腑虚弱,受于风邪,搏于脏腑之气所为之。"饮食与乳腺疾病特别是乳房肿瘤的发生密切相关,高脂肪、高热量过度摄入为危险因素,而滋阴或者性激素药物的使用也是发生原因之一。

分叶状肿瘤治疗上以手术切除肿块为主,但因其具有高复发性,故中医药在预防其再发及缓解增长方面具有一定优势。楼师指出,对于乳房肿块的预防当以消为贵。女子乳房属胃,乳头属肝,二经失和,郁久化热,有形之痰与无形之气相结,积久成核,兼以肝肾不足,冲任失调,气滞血瘀,阻于乳络。

【文献选读】

(1)《诸病源候论》(隋·巢元方)曰:"积聚者,由阴阳不和,腑脏虚弱,受于风邪,搏于腑脏之气所为也。腑者,阳也。脏者,阴也。阳浮而动,阴沉而伏。积者阴气,五脏所生,始发不离其部,故上下有所穷已;聚者阳气,六腑所成,故无根本,上下无所留止,其痛无有常处。诸脏受邪,初未能为积聚,留滞不去,乃成积聚。"

(2)《医学入门》(明·李梴)曰:"乳岩,……更清心静养,庶可苟延岁月。"

(汪芬华)

【参考文献】

[1]周宜强.实用中医肿瘤学[M].北京:中医古籍出版社,2006:375 - 376.

[2]李振华.脾胃升降失常的病机与治则探讨[J].中医杂志,2010,51 (12):1132 - 1133.

[3]中华中医药学会乳腺病防治协作工作委员会.乳腺癌分期辨证规范 (试行)[J].上海中医药杂志,2010,44(1):4 - 5.

[4]折娜,梅洪萍,楼丽华.楼丽华老师调治乳腺癌术后经验[J].深圳中 西医结合杂志,2012,22(1):32 - 33.

[5]汪芬华,楼丽华.楼丽华治疗乳腺癌术后上肢淋巴水肿的经验[J].中 医药临床杂志,2011,23(12):1086 - 1087.

[6]何若苹,徐光星,顾锡冬.何任教授扶正祛邪思想研究[J].天津中医 药,2009,26(4):268 - 270.

[7]HODGES K B,ABDUL-KARIM F W,WANG M,et al. Evidence for transformation of fibroadenoma of the breast to malignant phyllodes tumor[J]. Applied Immunohistochemistry & Molecular Morphology,2009, 17(4):345 - 350.

[8]李俊杰,邵志敏.乳腺分叶状肉瘤诊疗进展[J].复旦大学学报(医学 版),2008(2):308 - 310.

[9]BIRCH J M,ALSTON R D,MCNALLY R J,et al. Relative frequency and morphology of cancers in carriers of germline TP53 mutations[J]. Oncogene, 2001,20(34):4621 - 4628.

[10]高露露,李泉水,张家庭,等.乳腺分叶状肿瘤的超声诊断价值[J]. 中国妇幼保健,2007(35):5049 - 5050.

[11]孙健,孙伟,张景丽.乳腺分叶状肿瘤的 X 线影像学分析[J].中国 医药导报,2011(26):102 - 103.

[12]FARRIA D M,GORCZYCA D P,BARSKY S H,et al. Benign phyllodes tumor of the breast:MR imaging features[J]. AJR Am J Roentgenol, 1996,167(1):187 - 189.

[13]BARTH R J. Histologic features predict local recurrence after breast

conserving therapy of phyllodes tumors[J]. Breast Cancer Res Treat,1999,57 (3):291-295.

[14]TAN E Y,TAN P H,YONG W S,et al. Recurrent phyllodes tumours of the breast:pathological features and clinical implications[J]. ANZ J Surg,2012,76(6):476-480.

第七章　乳房术后并发症

楼丽华中医乳房病学

乳腺癌是女性常见的恶性肿瘤之一,严重影响广大妇女的健康。手术治疗是乳腺癌的主要治疗方法之一。由于认识到乳腺癌一开始即是一个全身性疾病,故乳房手术治疗通常以根治性手术为基础,同时配合化疗、放疗及内分泌治疗等综合治疗,这些疗法常造成不同程度的机体损伤。随着乳腺癌手术方式的多样化,任何手术方式均有可能发生术后并发症,从而增加患者的精神压力和经济负担,严重影响患者的生存质量。本章重点讲述术后血肿、皮下积液、皮瓣坏死和上肢水肿这四种常见的术后并发症。

楼师长期致力于乳房疾病的治疗,总结分析古代代表医家治疗乳腺癌的防治经验,对乳腺癌各种术后并发症的治疗也有其独到之处,在临床中根据辨证论治的理论,采用中医药治疗乳腺癌及其并发症,取得了较好的疗效。

第一节　术后血肿

血肿发生在乳腺癌术后,由于血管破裂,溢出的血液形成充满血液的腔洞。临床表现为患侧检查到肿块,大小不一,质地中等偏硬,可有囊性感,活动度尚可或欠佳,早期有压痛,后期压痛不明显。

【病因病机】

乳腺癌患者气滞血瘀,加之手术受刀针所伤,损伤脉络,耗伤气血,使正气虚弱。气虚无力推动血行,血行迟缓不畅,瘀阻脉络而成血瘀;或气虚不能摄血,血溢于脉外而成瘀血,致生本病。

乳腺癌患者原本情志不畅,气机郁滞,术后形体改变及对预后的担心使患者忧思多虑,气机郁滞更甚,气行不畅,以致血液运行障碍造成瘀血,本病遂成。[1]

【诊断依据】

1. 临床表现

乳腺癌术后可于患侧检查到肿块,肿块大小不一,质地中等偏硬,可有囊性感,活动度尚可或欠佳,早期有压痛,后期压痛不明显;或保乳术后局部乌青样皮下渗血,范围可大可小。

2. 实验室检查

(1)血常规检查　白细胞计数是最常见的敏感指标,白细胞计数可升高,中性粒细胞计数升高提示感染可能,超过 $15 \times 10^9/L$ 特别需要注意。

(2)细菌培养＋药敏试验　对于比较大的血肿,经穿刺抽吸后进行细菌培养及药物敏感度测定,根据结果确定是否伴有感染可能。

3. 辅助检查

(1)B超检查　观察患侧有无肿块以及肿块大小、回声性质等。

(2)粗针穿刺细胞学检查　以粗针做囊肿穿刺抽吸,大多可抽出血性液体,结合临床病史,可做出诊断。

【鉴别诊断】

术后血肿需与肋软骨炎相鉴别。

术后血肿和肋软骨炎均可见乳房处有肿大突起,术后血肿出现时间较明确,以粗针穿刺抽吸结合病史可明确诊断,肿块较大者不能自行吸收痊愈。肋软骨炎也可能表现为乳房处肿块及疼痛,是肋软骨与胸骨交界处发生不明原因的非特异性、非化脓性肋软骨炎性病变,表现为局限性疼痛伴肿胀的自限性疾病,常因咳嗽、深呼吸、举臂侧身等使疼痛加剧,而乳房术后血肿疼痛则不受这些因素的影响。

【辨证论治】

证候:患侧手术后出现肿块,肿块呈多样性,边界不清,质稍硬,按之刺痛不移,皮肤无发红灼热;病情进一步发展,肿块变大,按之有波动感,穿刺有瘀血,舌暗红或青紫,或舌边尖有瘀斑,或舌下脉络粗胀、青紫,脉细涩。

治法:温阳散结,活血化瘀。

方药:阳和汤(《外科证治全生集》)加减。熟地、穿山甲、白芥子、炮姜炭、鹿角片、皂角刺、麻黄、莪术、三棱、桃仁、红花、甘草。对于疼痛剧烈者,加元胡;对于口苦、烦躁易怒者,加夏枯草、栀子、知母;对于寐差者,加首乌藤、合欢花、柏子仁。

【外治方法】

除应用止血药外,较小血肿无须特殊处理,可用乳罩托起乳房(保乳术后),以减轻疼痛,热敷按摩促其血肿吸收。较大血肿可反复抽吸加压包扎,以避免再次切开。乳腺皮肤的瘀血多在 1～3 个月自行消退,不需要进一步处置。

穿刺方法:取仰卧位,常规消毒皮肤,局部麻醉,以 20ml 或 50ml 注射器,8 号或 9 号针头,于血肿波动感最明显处,或在 B 超定位下选择血肿距皮肤最浅位置穿刺,抽脓,尽量抽出瘀血,视血肿大小情况选择穿刺次数。若持续出血,不能压迫,则需密切关注,必要时清创止血。

【其他治疗】

(1)针灸治疗　辨证用穴,针药合用,能够提高药物疗效。主穴为血海穴,结合足三里、合谷、三阴交等,可起到活血化瘀散结的效果。

(2)手法　采用揉法、散法,取膻中、乳根、足三里等穴以助活血化瘀。

(3)使用 ZZ-2 紫外线照射法进行治疗,每日或隔日 1 次,共 2～3 次。

(1)勿盲目扩大手术适应证。

(2)避免经期及妊娠期手术。

(3)高血压患者要将血压稳定在正常范围。

(4)对于疑有局部及全身感染性疾病者,应先控制好感染再手术。

(5)术前应排除凝血功能障碍,将血常规、凝血系列作为术前常规检查;防止凝血障碍引起术后出血形成血肿,必要时术后应用止血药物。

(6)手术创面要彻底结扎止血,防止术后创面淋巴管漏及出血。

(7)加压包扎。

(8)引流管放置位置得当,可根据情况放置双管引流。

(9)详细告知患者术后注意事项:1周内禁止饮酒,不能服用活血、抗凝药物及食物,伤口保持干燥,如有不适,应及时就诊。

【楼丽华名中医谈】

在乳房疾病的治疗中,手术是一种有创性治疗措施,当各种原因导致脉络损伤或血液妄行时,就会引起血液溢出脉外而发生出血。出血是手术后很容易出现的症状之一,因此术后血肿的并发症并不能完全避免,不管是在乳腺局限性良性病灶切除及可疑恶性病灶活组织检查的麦默通手术中,还是在各种乳腺癌的治疗手术中,均有可能出现。

《三因极一病证方论·失血叙论》曰:"夫血犹水也,水由地中行,百川皆理,则无壅决之虞。血之周流于人身荣、经、府、俞,外不为四气所伤,内不为七情所郁,自然舒适。万一微爽节宣,必致壅闭,故血不得循经流注,荣养百脉,或泣或散,或下而亡返,或逆而上溢,乃有吐、衄、便、利、汗、痰诸症生焉。"各种原因导致出血的共同病机可以归结为火热熏灼、迫血妄行及气虚不摄、血溢脉外两类。

我们认为临床上出血导致术后血肿的病因病机大致如下:久病体虚,使正气亏损,气为血之帅,气虚不能摄血,或因出血过多,血去气伤以致血液外溢而积聚形成血肿;或久病入络,使血脉瘀阻,血行不畅,血不循经而致出血形成血肿。

目前乳腺癌已成为恶性肿瘤危及女性生命的首要原因。乳腺癌手术已有两千多年的历史[1]，从简到繁，又从繁到简，虽然手术条件已经得到相当大的改善，手术水平已经得到显著提高，但还是经常发生术后血肿。比较普通的术后出血导致血肿而言，乳腺癌术后出血较为特殊，乳腺癌患者气滞血瘀，加之手术受刀针所伤，损伤脉络，耗伤气血，使正气虚弱，致使气血两虚，气虚无力推动血行，血行迟缓不畅，瘀阻脉络而成血瘀；或气虚不能摄血，血溢于脉外而成瘀血，致生本病。另外，乳腺癌患者原本情志不畅，气机郁滞，术后形体改变及对预后的担心使患者忧思多虑，更易出现情志不畅，肝气郁结，而致肝脾不和，肝郁脾虚[2]，气机郁滞更甚，气行不畅，以致血液运行障碍造成瘀血，形成肿块。如《温疫论》曰："若故自发者，以伏邪未尽。"因此，针对瘀血互结的主要病因病机而确立的活血化瘀治则应贯穿乳腺癌术后初期调护之中。临床上我们根据瘀血互结形成的肿块严重程度灵活调整用药，强调在扶助正气的基础上活血化瘀，根据《内经》"坚者削之""结者散之""留者攻之""血实宜决之"，在治疗上以活血化瘀为主，血行则瘀去，瘀去则生肌。这是治疗乳腺癌术后血肿形成的重要治法，临床上常在阳和汤的基础上，加用熟地滋补阴血，填精益髓；加用鹿角胶补肾助阳，强壮筋骨；熟地、鹿角胶两者合用，养血助阳；血肿非温通而不足以化，故用姜炭、肉桂温热之品，姜炭温中，破阴通阳；寒在营血，肉桂入营，温通血脉。加用麻黄辛温达卫，宣通经络，引阳气，开寒结；加用白芥子祛寒痰湿滞，可达皮里膜外；加用甘草解毒而调诸药；再配伍三棱、莪术、桃仁、红花等活血化瘀之品，犹如离照当空，阴霾自散，血肿得除。

【文献选读】

《丹溪心法·水肿》（元·朱震亨）曰："其皮间有红缕赤痕者，此血肿也。"

（肖帅丽）

第二节　皮下积液

皮下积液，又称皮下血清肿（seroma），是指乳腺癌手术拔管后再发生的腋下或胸壁的积液,是乳腺癌改良根治术后常见的并发症之一。皮下积液的主要来源是淋巴液的漏出。国外有流行病学调查发现,皮下积液的发生率为 17%~63%[3,4],国内有文献报道为 6%~42%[5],也有文献报道为 51%~71%[6]。Boostrom 等[7]报道,需要临床处理的乳腺手术术后皮下积液的发生率为 2%~16%。皮下积液多发生于术后 4~7 天,主要发生部位为胸骨旁、腋下、肋弓上与锁骨下等。

【病因病机】

中医学认为,皮下积液发生的原因主要是气血两虚,导致淋巴液以及静脉回流不畅,而乳腺癌患者术前为冲任失调、痰瘀互结、肝郁痰凝,术后为气血两虚、脾胃不和等[8,9]。《景岳全书》记载"乳岩属肝脾二脏郁怒,气血亏虚",而采用手术治疗的患者由于其术中麻醉的影响、手术创伤、失血以及术后的疼痛等均可增加患者气血耗损,精元损伤,从而无法推动血液流动,继而出现瘀血痰湿停滞,严重影响津液流动,形成皮下积液,而皮下积液又可增加瘀血。[10]

许正国等[11]认为,乳腺癌术后瘀血内停,气机被阻,气血不足,皮肉失充,则发生皮瓣坏死,皮瓣坏死后则"筋骨肌肉不相等,经脉败漏",使血脉阻塞加重血瘀;术后瘀血内停,影响津液出入,聚而为水,发为皮下积液,皮下积液的存在也可加重血瘀。

【诊断依据】

目前关于皮下积液的诊断尚无统一的标准。早期有 Tejler 的标准[12],近几年多采用 Dalderg 皮下积液诊断标准[13]:术后第 5 天引流量仍>30ml 或引流管拔出后第 2 天术后皮下有波动感,穿刺皮下抽出液体体量>5ml。

【鉴别诊断】

皮瓣坏死:发现皮瓣及切缘表皮呈灰白色,出现水泡,紫红色或暗黑色者多为皮瓣不完全坏死;全层皮瓣颜色明显变黑,甚至切割时无新鲜血液流出为完全坏死。

【辨证论治】

证候：患者术后皮下有波动感，多伴有发热、疼痛、局部皮肤青紫或瘀斑。舌质紫黯或黯红，有瘀斑瘀点。

治法：活血逐瘀，益气健脾，通络利水。

方药：防己茯苓汤加减。防己、黄芪、茯苓皮、茯苓、益母草、桂枝、白术、大腹皮、车前子、香附、当归、甘草、淡附子。对于口渴、烦热者，去除桂枝、香附，加用天花粉、牡丹皮；对于表证恶寒者，加用麻黄；对于纳减者，加用神曲、炒麦芽；对于便溏者，加用薏苡仁；对于倦怠严重者，加用党参；对于失眠者，加用酸枣仁。

【其他治疗】

单纯皮下积液，一般经多次穿刺抽吸即能治愈，不需要拆开缝线引流；如出现堵塞，用注射器反复抽吸，并可用生理盐水冲开引流管堵塞处；若积液多或面积大而形成顽固性皮下积液，多因引流管不通畅引起，可重新置管引流；拔出原引流管，沿原孔插入头端多余的输液管到积液腔中，引出积液后轻度均匀加压包扎，外接负压吸引器，这样做能明显缩短病程。

【预防调护】

乳腺癌改良根治术的手术创面大，切除皮下内容物较多。创面渗血、渗液及淋巴管等多种因素均可造成术后皮下积液的发生率较高，且发生后对患者的影响较大，所以要尽力预防其发生。

一般认为术中止血彻底、淋巴管结扎牢靠、保持皮瓣的血液循环、消灭皮瓣与创面间的腔隙，尤其是充分合理地有效引流、适度地加压包扎，是预防皮下积液的关键。同时，手术时电刀火力不能太大，游离皮瓣时电刀在组织上停留时间不能太长，以免影响皮瓣血运或造成脂肪液化坏死。在清扫淋巴结时，遇到条索样的结构可能就是淋巴管，一定要结扎，以免术后淋巴漏的发生。仔细检查皮瓣及其胸壁有无出血或渗血，予以仔细止血。术后缝合的皮瓣与胸壁应紧密相贴，保持一定的张力。术后 72 小时内术侧肩关节应给予内收位制动。

皮下积液属于乳腺癌手术后常见并发症,这一并发症虽不会对患者生命安全造成直接威胁,然而其常会导致患者治疗及住院时间延长,放疗化疗时机延误,治疗费用大幅提高,同时会给患者精神与生理造成巨大负担。因此,对术后皮下积液进行积极预防与处理具有重要的临床意义。

相关研究表明,乳腺癌改良根治术后发生皮下积液的原因主要包括手术中对淋巴管、血管未彻底结扎,乳腺癌手术创面过大,引流管发生堵塞,基础疾病影响,肩关节活动过早,术后加压包扎操作不合理等。

因此,在临床上我们强调术前倡导患者加强营养,术前及术后对患者的血糖、血压进行有效控制,同时加强抗感染处理,对伤口感染予以预防;在手术中应对切口予以合理选择,选择良好的电刀展开乳腺癌改良根治术,对腋窝及皮瓣进行合理游离。当患者发生皮下积液后,应根据积液程度展开相应治疗。少量积液一般可由人体自行吸收,而中等积液可利用注射器在穿刺下进行抽吸处理;若患者属于大量积液,则需于低位行引流管或放置胶片处理。若患者有糖尿病、高血压并发症,皮下积液量较大,则可利用医用生物蛋白胶腔内注射加以处理。

【文献选读】

《古今医鉴》(明·龚信)曰:"大凡跌打扑损坠堕,或刀斧所伤,皮未破而有内损者,必有瘀血停积。"

(应佳可)

第三节　皮瓣坏死

皮瓣坏死是最常见的乳腺癌术后并发症,其发生率为 $10\% \sim 60\%$。皮瓣坏死会延长患者的住院时间,且会造成后续治疗的延迟,从而在一定程度上影响治疗效果及预后。

【病因病机】

中医学认为,乳腺癌术后患者气血虚弱,气运血无力,加之患者情志不畅,肝气郁结,肝郁气滞,气滞则血滞;肝郁侮脾,致脾运化失常,气血化生无力;气虚、血虚、气滞、血瘀混杂为病。概括其病机可分为气虚血瘀和气滞血瘀。而西医学认为局部血供障碍是本病的发病原因,可分为以下几个方面。

(1)缺血性坏死　乳腺癌根治术常需切除较多的皮肤,加之皮瓣分离的范围较大,皮瓣剥离过薄或厚薄不均,会使真皮内毛细血管破损而影响术后皮瓣的血供;或者皮瓣缝合时张力过大,术后造成伤口积液,也会导致皮瓣缺血坏死。

(2)血栓性坏死　有时使用电刀操作不当,造成局部皮肤烧伤或血管凝固性栓塞,也易导致皮瓣坏死。

【诊断依据】

1.临床表现

(1)表皮坏死　术后1～2天皮肤变苍白或浅紫,表面伴或不伴有小水泡。

(2)全层坏死　术后1周,皮肤呈紫黑色,无光泽,干硬无弹性,或皮瓣呈灰白鱼肉色,无出血。

2.实验室检查

D-D二聚体水平升高。血浆凝血酶原三项多无异常。

【辨证论治】

1.气虚血瘀型

证候:皮瓣呈苍白色,伴皮下瘀斑;或呈灰白鱼肉色,无出血。患者面色苍白或萎黄,头晕目眩,四肢倦怠,气短懒言,心悸怔忡,饮食减少。舌淡苔薄白,脉细涩。

治法:益气养血,活血化瘀。

方药:八珍汤加减,人参、白术、茯苓、当归、川芎、白芍、熟地黄、三棱、莪术、丹参、蜜甘草。

2.气滞血瘀型

证候:皮瓣呈青紫色或黑色,无光泽。患者情绪低落,头晕目眩,唇暗或两目暗黑。舌质暗红,或舌有瘀斑、瘀点,脉涩或弦紧。

治法:疏肝理气,活血化瘀。

方药:逍遥丸加减血府逐瘀汤,柴胡 15g,当归 12g,炒白术 15g,白芍 15g,茯苓 15g,木香 9g,桃仁 12g,红花 9g,川芎 4.5g,赤芍 6g,甘草 6g。

【外治方法】

1.点状植皮

切除坏死组织后,取对侧胸壁或腹部皮肤点状移植,成活率高而且方便。

2.二期缝合

术后 1~2 周,坏死组织呈线形,可在去除坏死组织后即刻缝合皮瓣。[14]

【其他治疗】

1.康复新液湿敷[15]

方法:碘伏消毒皮肤,切除坏死皮瓣,清洁创面,康复新液浸湿纱块敷于伤口,然后无菌纱布覆盖,每日换药一次。

2.丹药外敷

初期用七三丹或八二丹掺于疮面,每日换药一次。待腐肉脱净,用生肌玉红膏外敷,2~3 日换药一次。

【预防护理】

术中:避免皮瓣张力过大。正确使用电刀,避免皮肤灼伤。皮瓣厚度适当。预防皮下积血、积液。

术后:术后缝合皮肤时避免过紧,间距过小。预防控制感染。适当应用活血药。[16]

术后采用酒精湿敷：术后 1～2 天，皮肤颜色苍白，或呈浅褐色，伴或不伴有水泡，此时多为表皮坏死，用 75% 的酒精纱布湿敷，每日 1～2 次，多能改善局部皮肤血供，预防皮瓣坏死。

【楼丽华名中医谈】

乳腺癌术后皮瓣坏死属于中医"疮疡"的范畴。若皮瓣坏死，创面局部破溃，则为"溃疡"。中医外科学自古强调辨病，不同的病，有其不同的现象、本质及其变化规律，故其施治方法和预后转归也是不同的。同时，辨病要与辨证相结合。色泽红活鲜润，疮面脓液稠厚黄白，腐肉易脱，新肉易生，疮口易敛者为"阳证"。疮面色泽灰暗，脓液清晰，或时流血水，腐肉不脱，或新肉不生，疮口经久难敛，疮面不知痒痛者为"阴证"。治疗上将脓祛腐生肌药外掺与中药内服相结合，可加速创面愈合。溃疡初期以"提脓祛腐"为主，可选用九一丹、八二丹、七三丹、五五丹，具体视创面情况而定。腐肉脓液多时，可选七三丹、八二丹。脓液少时，可选九一丹。目前，由于对自制砷剂的控制使用，往往没有这些药物，临床上采用三氧化二砷进行替代。当腐肉已脱，新肉生长缓慢或不长，久不收口时，以"生肌收口"为主，可选用生肌散等类药。[17] 同时，配合内治之补益法，达到补虚扶正，促进体内气血运行，恢复正气，助养新肉生长，促使创面早日愈合，可用八珍汤加减。

（李亚玲　凌培芳）

第四节　上肢水肿

乳腺癌是女性最为常见的恶性肿瘤之一，其发病率逐年上升，并已跃居女性恶性肿瘤之首，全世界每年约有 13% 的患者死于乳腺癌[18]，严重危害女性的身心健康。以手术为主，化疗、放疗等为辅的综合治疗策略仍然是目前主要的治疗手段[19]，然而术后常会出现皮瓣下积液、皮瓣坏死、患侧上肢水肿及活动受限等并发症。乳腺癌术后上肢水肿亦称上肢淋巴水肿，多见于腋窝淋巴结清扫手术和放疗后，常见而又顽固，严重者可致乏力、外观异常、反复感染和上肢功能障碍，水肿一旦形成，很难治愈，会给患者带来极大的痛苦和精神压抑，严重危害患者身心健康及生活质量。有研究发现，腋窝淋巴结清扫彻底者水肿发生率约为36％,而未彻底清扫者仅为6％。按目前常规手术方法,发病率随时间推移而逐渐增强,术后3～6个月,发病率可由5％上升到11％,77％的乳腺癌患者术后3年内发生上肢淋巴水肿,之后上肢淋巴水肿发病率以每年1％的幅度增加。现代医学认为,乳腺癌临床分期的不同、不恰当的手术方式、是否进行放射治疗以及放射治疗的部位和强度,以及乳腺癌的局部转移和复发等,对乳腺癌根治术后上肢淋巴水肿的发生都有一定影响。研究证实,手术加放疗最易形成上肢慢性淋巴水肿,临床表现往往出现腋窝皮肤粗糙、干燥、无汗,皮肤痛觉差,皮肤易受感染,诱发或加重淋巴水肿向纤维化转化,部分患者甚至出现肿胀、烧灼痛、沉重感及"丹毒"样发作。目前其治疗尚处于探索阶段,对于轻度上肢水肿患者,国内外学者倾向于保守治疗[20],但仅能够改善症状,却很难治愈;药物和手术治疗的作用仍不肯定,很难从根本解决问题,疗效难以持久。

【病因病机】

乳腺癌术后上肢水肿属于中医学"溢饮""水肿"范畴。本病的发生与手术、放疗、化疗等有关。其病机往往与肝、心、脾有关,本虚标实致病。原本正气不足,经手术和放化疗后更损正气,以致气虚而血不行,血瘀而脉不通,水停泛溢上肢。正如喻嘉言在《医门法律·胀病论》中说:"胀病亦不外水裹、气结、血瘀。"由于手术造成心脾功能失调,脏腑虚弱,而气血水结聚上肢,水湿不化,又使实者愈实。故出现本虚表实、虚实错杂的病机特点。

1.金刃戕伤

目前,公认的治疗乳腺癌的方法首选手术切除。手术方式多样,但基本原则在于切除病变部位,并对可能的转移灶进行切除。手术操作势必造成对乳房周围的经络、血脉的损伤,导致气血循环不畅,出现气滞、血瘀,结聚成肿。手术过程中不可避免地造成患者失血,气血津液为人之至宝,失血导致血虚,而血为气之母,气随血脱,血脱气伤,导致气虚而行血无力,血虚而气无所生,导致气滞血瘀。手术以后患者由于局部制动,导致病变部位上肢活动有意无意地减少,更加加重局部气血津液运行的障碍。

2.药毒火毒所伤

乳腺癌手术后往往给予化疗,部分患者尚接受局部放疗。化疗即为药毒,导致患者脾胃功能损伤,脾主四肢,脾主运化水湿。脾胃虚弱导致水湿运化失常,停滞四末,出现局部水肿。而脾胃为后天之本,气血生化之源,脾胃虚弱在一定程度上也造成气血虚弱,加重局部上肢水肿的发展。放疗多为火毒之邪,使得局部组织慢性灼伤,火毒伤津,使得脉失濡养,道不通而水湿气血循行不畅成肿。

另外,乳腺癌局部转移为余毒未清,聚于局部,堵塞经络而致气血不通,瘀而化水,溢于肌表,发为水肿。

从病因病机上来看,该病作为乳腺癌术后的常见并发症,它的出现往往与我们的治疗措施有关。所有的治疗措施都在于去除病灶的同时给予患者一定的打击,所谓祛邪有余而扶正不足。手术、放疗、化疗都会在不同方式、不同程度上导致患者气血虚弱,脉络不畅,脾胃功能受损,而且它们之间又互为因果,导致水湿内停,气滞血瘀,从而出现患侧部位上肢的局部水肿。本虚在里而邪实在标,出现本虚标实的疾病特点。

【诊断依据】

1.诊断依据

可根据病史、临床症状和查体做出诊断。国际淋巴学会(International Society for Lymphology)提出了淋巴水肿的分类:Ⅰ类,可逆凹陷性水肿;Ⅱ类,较硬,非凹陷性,皮肤变化,毛发脱落,指甲改变;Ⅲ类,象皮病,皮肤很厚,伴有很大的皮肤皱褶。

2.体格检查

临床上通常通过测量上肢周径的方法来评估和治疗乳腺癌术后上肢水肿。上肢淋巴水肿根据其程度一般分3级:①轻度水肿,患侧上肢的周径比健侧粗3cm以下,多限于上臂近端,常发生于术后短期内;②中度水肿,患侧上肢的周径比健侧粗3~6cm,水肿的范围影响到整个上肢,包括前臂和手背;③重度水肿,患侧上肢的周径比健侧粗6cm以上,皮肤硬韧,水肿波及整个上肢包括手指,使患者整个上臂和肩关节活动严重受限。

3.辅助检查

辅助检查有助于排除其他病因,主要包括淋巴管造影、淋巴闪烁造影。

【鉴别诊断】

本病的鉴别诊断往往需要与外伤性上肢肿胀、丹毒等相鉴别。

（1）外伤性上肢肿胀　往往由上肢的挤压、碰撞等因素造成，并有局部的血肿可能，患者有明确的外伤史，并伴有不同程度的疼痛等表现。

（2）丹毒　即急性淋巴管炎，单纯的丹毒和乳腺癌术后淋巴水肿的鉴别并不困难，往往在于乳腺癌术后并发丹毒，在临床上虽然少见，但是鉴别困难，往往依据治疗反应和病程来做判断，两者的治疗效果上前者明显好于后者。

【辨证论治】

《金匮要略·水气病脉症并治》云："腰以上肿当发汗。"乳腺癌患者术后往往存在本虚标实的病理状态。肿瘤本身、手术、化疗、放疗都不同程度损耗患者的正气，包括气血津液、心肝脾胃，因此在治疗的过程中，需要在整体观念的指导下，辨证施治，扶正为主，兼祛邪毒。

1. 气虚血瘀湿滞

证候：患侧肢体肿胀，重浊麻木，按之如泥，或有刺痛，面色萎白或黄，饮食不化，胸脘痞闷，气短懒言，四肢乏力，大便溏薄或排便无力。舌淡，苔白或腻，脉虚缓。

治法：益气健脾，通络利水，活血化瘀。

方药：参苓白术散（《太平惠民和剂局方》）加减。黄芪、扁豆、鸡内金、茯苓、白芍、砂仁、白术、甘草、玉米须、桑枝、丝瓜络、猫爪草等。对于肝气郁滞者，加玫瑰花、八月札、梅花、佛手等；对于血瘀甚者，加红花、川芎、生蒲黄；对于寐差者，加首乌藤、柏子仁；对于便秘者，加制大黄；对于胃有反酸者，加煅瓦楞子；对于阳虚者，加桂枝。

2. 热毒阴虚

证候：上肢红肿，入暮更甚，局部皮肤或有破溃，心悸怔忡，潮热，虚烦失眠，神疲健忘，手足心热，盗汗，口舌生疮，大便干结。舌红少苔，脉细数。

治法：滋阴清热安神，活血通络利水。

方药：天王补心丹（《校注妇人良方》）加减。黄芪、丹参、知母、生地、麦冬、五味子、炒枣仁、柏子仁、远志、鳖甲、玉米须、桑枝、车前草、蛇舌草等。

对于阴虚津伤者,加石斛;对于口渴咳嗽者,加芦根、百合、紫菀、款冬花;对于汗多者,加浮小麦、糯稻根;对于阴虚甚者,加地骨皮、银柴胡;对于腰痛者,加桑寄生、杜仲等。

【外治方法】

1.术后康复操、握力球

乳腺癌术后康复操并配合握力球锻炼上肢,可改善术后患侧上肢关节僵硬、粘连、水肿、肌肉萎缩等情况。根据乳腺癌术后患者的病理生理变化特点,康复操共设计20节,分4个阶段使用。第一阶段(第1—8节):为术后24小时至术后第3天锻炼内容,包括握拳、屈腕、旋腕、屈肘、深呼吸、旋臂、挺胸、头部运动。第二阶段(第9—10节):为术后第3—5天起增加的锻炼内容,包括旋肩、耸肩运动。第三阶段(第11—16节):为术后第7天起增加的锻炼内容,包括双肩背伸展、摆臂、外展、上举、护枕展翅、抬肘运动。第4阶段(第17—20节):为术后第10天起增加的锻炼内容,直到手臂功能恢复,包括背手、正侧面手指爬墙、绕头、划臂运动。康复操每节之间无明显界限,可以反复、穿插、交替练习,是一套简单、有效的运动操,能有效促进患者术侧上肢功能恢复。[21]

2.烘绑疗法

烘绑疗法由专门的电热烘疗器进行,其温度可用调节器由低温逐渐升高到高温,温度高低可按患者个别耐受性决定,最低不应低于60℃,最高个别患者可达120~130℃,一般在80~100℃。每日治疗1次,每次1小时,连续20次为1个疗程,每个疗程可相隔2个月,治疗后同样需要应用弹力绷带做患肢包扎。依据临床观察,在治疗1~2个疗程后,即可见到明显的肢体缩小效果。对于病情较重者,则需2~3个疗程,以后每年均应定期进行1~2个疗程治疗,以巩固疗效。由于该方法操作简单,目前在我国推广较多。

【其他治疗】

1.复合理疗法

复合理疗法分为2个阶段,第一阶段包括:①皮肤护理;②手法按摩;

③治疗性康复锻炼;④多层弹力绷带加压包扎。第一阶段结束后进入第二阶段,即用低弹力绷带包扎肢体的维持阶段。按摩的手法首先从肢体的近端非水肿部位开始,先近后远以离心方式按摩,逐渐过渡到肢端。治疗过程由医师、护士和理疗师联合完成。由于疗程长、费用高等因素,故目前仅在个别国家使用,未能得到推广。

2.腋窝反向淋巴制图(axillary reverse mapping,ARM)

通过术中示踪标注上肢回流淋巴系统并对其加以保护来有效减少患者术后这一严重并发症的发生。初期的研究结果表明,ARM技术能够有效降低术后上肢淋巴水肿的发生率。若此项技术能经验证有效并广泛应用于临床,其将成为继乳腺癌保乳手术、前哨淋巴结(sentinel lymph node,SLN)活检等术式出现后乳腺外科的又一次技术革命。[22]但ARM仍存在一定的局限性,如现有的示踪技术不能保证显示每位患者的ARM淋巴结或淋巴管;在广泛腋窝淋巴结转移或者ARM淋巴结与SLN重合的患者中,ARM淋巴结可能发生了转移,这种情况下保留AMR淋巴结或淋巴管是不行的。[23]

【预防调护】

本病术后一旦发生,治疗将颇为棘手。就目前而言,重在预防,有效地减少腋窝部淋巴回流通道的破坏是防止发生淋巴水肿的关键。

在治疗前后医生应注意以下几点。

(1)术前尽量制订合理的手术方案,手术方式在手术适应证的前提下按照保乳手术、乳腺癌改良根治术、乳腺癌根治术和乳腺癌扩大根治术的顺序进行选择。

(2)术中注意仔细解剖腋窝,保护头静脉,尽量不要剪开腋血管鞘。

(3)术后积极预防及控制感染,避免腋窝积液,保持引流通畅,切口加压包扎时压力适中。

(4)放疗作为乳腺癌术后治疗的组成部分,大量研究证实其可以显著降低局部复发率,但放疗诱发上肢淋巴水肿的作用十分明确,因此放疗的指征应严格掌握,照射的范围和剂量也应注意个体化。

同时,医生应向患者详细说明术后上肢水肿的病因病机、治疗及预后,使患者理解及配合治疗。

(1)抬高患肢,避免长时间下垂患肢,手法按摩。

(2)避免患肢做任何目的的静脉抽血和注射药物等。

(3)避免穿紧身衣或佩戴首饰。

(4)避免负重,如提、拉、推过重的物品。

(5)避免从事重体力劳动或较剧烈的体育活动。

(6)避免烫伤、强光照射和高温环境;患肢不要热敷,沐浴时水温不要过高。

【楼丽华名中医谈】

全世界每年约有 138 万妇女发生乳腺癌,有 46 万妇女死于乳腺癌;我国每年约有 16.9 万妇女发生乳腺癌,有 4.6 万妇女死于乳腺癌。

乳腺癌已经成为全球女性首发的恶性肿瘤。而以手术为主配合放化疗、内分泌及靶向治疗的综合治疗方案仍是全世界乳腺癌主要的治疗方案。淋巴结清扫术及放疗所造成的并发症——乳腺癌术后上肢水肿,则成了一个世界性的难题,目前尚无根本性的治疗手段。

西医常常通过降低淋巴系统的负荷(去除增生的病变组织)或提高淋巴系统转运能力(促进淋巴回流,重建淋巴通道)来达到治疗淋巴水肿的作用。对于早期轻型病例,物理疗法是临床上主要应用的非手术疗法,基本原理是通过物理热能和机械压力改善局部微循环,促进淋巴液回流,同时降低并阻止纤维组织的增生,延缓和改善病情发展。目前,国际淋巴学会确认治疗淋巴水肿保守疗法最有效的方法是烘绑疗法(中国张涤生)和复合理疗(德国Foldi)。联合应用抬高患肢、加压绷带、局部按摩和功能锻炼在淋巴水肿患者中的治疗作用已得到临床医生的广泛认同。压力泵疗法、微波理疗、低水平激光治疗对淋巴水肿也有一定的疗效。

另外,目前还没有治疗淋巴水肿的特效药,利尿剂无明确作用,甚至因增加间质蛋白质浓度,促使炎性刺激和纤维化的发展而加重病情逐渐被淘汰。手术治疗主要有:①病变组织去除手术;②生理性淋巴引流术;③淋巴管-静脉吻合加压力治疗。但是手术效果并不理想,并未在临床广泛应用。

我国的乳腺癌患者是非常幸运的,除可以得到与国际接轨的规范化的乳腺癌西医治疗外,还可以得到具有中国特色的中医药治疗。大量的研究表明,中医药在癌症的治疗中具有突出的作用。乳腺癌患者术后在已有的西医治疗的同时,接受中医药治疗是目前最为推荐的治疗模式。

我们常将本病归为中医"水肿"范畴,兼有条索状硬物、疼痛者,归为"脉痹"范畴。乳腺癌患者术中被金刃戕伤血脉经络,失血损气,术后放化疗损伤元气,气血津液为人之至宝,失血而血虚,而血为气之母,气随血脱,血脱气伤,气虚无力推动血行,以致气血运行不畅,气滞血瘀,水湿内停,瘀阻络脉,水走皮下,泛溢肌肤而致肢体肿胀,为本虚标实之难证。《医林改错》言:"元气正虚,必不能达于血管,血管无气,必停留而瘀。"术后患者脏腑虚弱,脾胃功能损伤,脾主四肢,脾主运化水湿。脾胃虚弱则水湿运化失常,停滞四末,出现局部水肿。而脾胃为后天之本,气血生化之源,脾胃虚弱在一定程度上也造成气血虚弱,加重局部上肢水肿的发展。放疗为火毒之邪,火毒伤津,脉失濡养,道不通而水湿气血循行不畅成肿。

《素问遗篇·刺法论》曰:"正气存内,邪不可干。"《灵枢·口问》曰:"故邪之所在,皆为不足。"正邪自古为疾病发展过程中的根本所在。疾病之所以产生和变化,归根于"邪正斗争"的结果。正气,一般是指人体的功能活动和抗病能力。邪,即邪气,泛指各种致病因素。正气充足则抗病能力强,虽有外邪侵犯也不致发病;正气不足则抗病能力弱,外邪入侵而发病。一旦发病,正邪力量对比决定了疾病的发展趋势。故在临床治疗过程中,我们必须扶正为本,辅以祛邪。

饮食和睡眠为人体最基本的两大需求。从病因病机上来看,该病作为乳腺癌术后的常见并发症,其出现往往与我们的治疗措施有关。所有的治疗措施都在去除病灶的同时给予患者一定的打击,常常连最基本的饮食和睡眠都无法满足,自然人体功能也不能得到正常运转,即所谓祛邪有余而扶正不足。乳腺癌术后加以化疗,严重损伤脾胃功能,引起一系列胃肠道反应,患者饮食减少、恶心呕吐、腹胀腹泻等,产生或加重脾胃虚弱,使本就虚弱的正气进一步耗伤。放疗为火毒之邪,灼伤津液,致使阴虚火旺,气阴两伤,阴阳失调,加重阴不敛阳,患者寐差。内分泌治疗或正处于围绝经期状态的患者常常出现潮热、失眠、盗汗、口渴、乏力等阴虚火旺的症状。多数患者术后情志不畅,忧心焦虑,肝郁气滞,肝气犯脾,患者多纳呆、寐差等。因此,对于乳腺癌术后患者,我们常常从基本的扶正出发,辅以祛邪,培补脾土,滋降阴火,选用参苓白术散或天王补心丹,健脾益胃,补益气血,滋阴清热安眠。

李东垣在《脾胃论》中指出:"内伤脾胃,百病由生。"《内经·玉机真脏论》曰:"五脏者,皆禀气于胃,胃者,五脏之本。"脾胃为后天之本,气血生化之源,五脏六腑皆受其荣养。健脾益胃,气血充足,气行则血行;脾气健运,水湿运化输布正常,濡养脉络,道通而气血水湿循行通畅,气滞血瘀水湿停滞则祛,本虚标实则解。临床上常用参苓白术散或天王补心丹加减,配以玉米须、车前草、车前子、丝瓜络等通利水湿,桑枝或桂枝(阳虚者用)引经至病所;配以玫瑰花、八月札、梅花、合欢花等疏肝解郁;配以猫爪草、白花蛇舌草等抗肿瘤……

我们运用中医药治疗术后上肢水肿,扶正祛邪,不仅使患者预防或减轻上肢水肿的症状,同时培护患者正气,减轻诸多治疗带来的不良反应,临床疗效显著,患者的生活质量大大提高,对人生重新充满希望和信心。

【文献选读】

(1)《素问遗篇·刺法论》(宋·刘温舒)曰:"不相染者,正气存内,邪气可干,避其毒气,天牝从来,复得其往,气出于脑,即不邪干。"

(2)《医门法律·胀病论》(清·喻嘉言)曰:"胀病与水病,非两病也。水气积而不行,必至于极胀,胀病亦不外水裹气结血凝,而以治水诸法施之。"

(3)《脾胃论·序》(金·李东垣)曰:"《内经》说百病皆由上中下三者,及论形气两虚,即不及天地之邪,乃知脾胃不足,为百病之始,有余不足,世医不能辨之者,盖已久矣。"

(李超男　顾锡冬)

【参考文献】

[1]田兴松,常宏.关于乳腺癌手术几个问题的探讨[J].肿瘤防治杂志,2002,9(6):666-668.

[2]汪芬华,楼丽华.楼丽华对乳房疾病中医治疗经验浅谈[J].内蒙古中医药,2012(3):52-53.

[3] SEVICK-MURACA E M, SHARMA R, RASMUSSEN J C, et al. Imaging of lymph flow in breast cancer patients after microdose administration of

a near-Kinfrared fluorophore:feasibility study[J]. Radiology,2008,246(3):734.

[4]MONTAHO E,MANGRAVITI S,COSTA G,et al. Seroma fluid subsequent to axitlary lymphnode dissection for breast cancer derives from all accumulation of afferent lymph[J]. Immunology letters, 2010, 131 (1):67.

[5]沈俊,邱园华,王林波.乳腺癌术后积液产生的原因和预防[J].国际外科学杂志,2006,33(2):103-106.

[6]蒋国勤,吴浩荣,刘根寿.乳腺癌术后三种负压引流效果对比观察[J].临床外科杂志,2010,9(5):290-291.

[7]BOOSTROM S Y,THROCKMORTON A D,BOUGHEY J C,et al. Incidence of clinically significant after breast and axillary surgery[J]. J Am Coll Surg,2009,208(1):148-150.

[8]胡满香,石玫,李浩杰,等.防己茯苓汤加味治疗下肢深静脉血栓后遗症64例临床观察[J].河北中医,2012,34(3):375.

[9]喻嵘,张晓白,闻晓东,等.防己茯苓汤加减对大鼠肾系膜细胞增殖及基质金属蛋白酶-2的影响[J].中国实验方剂学杂志,2006,12(8):25.

[10]蔡怀明.补阳还五汤合防己茯苓汤加减治疗乳癌术后上臂水肿[J].中华实用中西医杂志,2003,16(11):1603.

[11]许正国,刘加升.血府逐瘀汤治疗乳腺癌根治术后并发症[J].辽宁中医杂志,2005,32(9):947.

[12]TEJLER C,ASPEGREN K. Complications and hospital stay after surgery for breast cancer:a prospective study of 385 patients[J]. Br J Surg, 1985,72(7):542-544.

[13]RUTQVIST L E,BERGKVIST L,FRISELL J,et al. A randomised study of axillary drainage and pectoral fascia preservation after mastectomy for breast cancer[J]. Eur J Surg Oncol,2004,30(6):603-609.

[14]杨富斌.乳腺癌根治术后皮瓣坏死的临床分析[J].医药论坛杂志,2007,28(2):9-10.

[15]雷双根,余小芬,雷秋模.康复新液湿敷治疗乳腺癌时皮瓣坏死伤口的临床观察[J].中医中药,2013,11(17):699.

[16]陈海浪,汪卫平.乳腺癌术后皮瓣坏死的成因及防治分析[J].实用

医学杂志,2011,27(8):1503-1504.

[17]李元英,赵虹.楼丽华教授对乳腺癌术后皮瓣坏死的治疗经验[J].光明中医,2010,25(3):379-380.

[18]DOWSETT M,HANNA W M,KOCKX M,et al. Standardization of HER-2 testing:results of an international proficiency-testing ring study [J]. Mod Pathol,2007,20(5):584-591.

[19]TSAI R J,DENNIS L K,LYNCH C F,et al. The risk of developing arm lymphedema among breast cancer survivors:a meta-analysis of treatment factors[J]. Ann Surg Oncol,2009,16(7):1959-1972.

[20]WOLFE J H. Progress in the treatment of primary lymphoedema is not surgical[J]. Acta Chir Scand,1990(555):245.

[21]阳世伟,王先明,宗智敏.乳腺癌术后康复操的设计与应用[J].中国康复医学杂志,2008,23(7):661-662.

[22]马桂凯.乳腺癌术后上肢淋巴水肿的发病机制及预防的研究进展[D].蚌埠:蚌埠医学院,2014.

[23]贾苗苗,梁至洁,陈钦.降低乳腺癌术后淋巴水肿新技术——腋窝反向淋巴制图的研究进展[J].中国肿瘤临床,2014,41(3):211-214.

第八章　乳腺癌辅助治疗期间诸症

楼丽华中医乳房病学

乳腺癌是女性最为常见的恶性肿瘤之一，其发病率逐年上升，并已跃居女性恶性肿瘤之首，全世界每年约有13％的患者死于乳腺癌[1]，严重危害女性的身心健康。依据2015年乳腺癌NCCN指南解读，以手术为主，化疗、放疗、内分泌治疗、靶向治疗等为辅的综合治疗策略仍然是目前主要的治疗手段[2]，这些辅助治疗在取得良好疗效的同时，也出现了诸多不良反应。本章重点阐述围化疗期胃肠道反应和骨髓抑制、内分泌治疗期诸症以及靶向治疗期心悸。

楼师经过多年的基础研究和临床研究，充分发挥中医药的独特优势，辨证论治乳腺癌辅助治疗期间诸症，疗效显著。

第一节　围化疗期胃肠道反应

不可否认，化疗在乳腺癌的治疗中具有重要作用。近年来大量研究证实，化疗可明显降低肿瘤的复发率，显著提高患者的无病生存率和总生存率。但是，由于目前生物科技发展的限制，化疗药物对肿瘤细胞的选择性不强，肿瘤细胞和正常细胞间缺少根本性的代谢差异，因此全身用药的毒副作用较大，化疗药物在抑制肿瘤细胞生长的同时，也会杀伤正常的细胞，抑制机体免疫功能,尤其是以恶心呕吐、脘腹胀满、食欲不振、便秘等为主的胃肠道反应,很多患者不能耐受,不得不中断化疗,且目前并无可代替的治疗措施。因此,化疗所导致的胃肠道不良反应是制约化疗进一步开展的一大因素。[3]

【病因病机】

乳腺癌属于中医"乳岩"范畴,《医宗必读》云"积之成也,正气不足,而后踞之"。乳腺癌的发生发展过程是因虚致实、因实致虚、本虚标实的复杂病理过程。乳腺癌患者术后体虚,加之化疗药物损伤脾胃而出现一系列胃肠道不良反应。中医学认为:"脾主运化,胃主受纳。"《素问·厥论》曰:"脾主为胃行其津液者也。"脾的运化功能正常,化生气血养料充足才能营养四肢百骸。正所谓脾胃为气血生化之源,而化疗耗伤人体正气,脏腑功能失和,损伤脾胃,可致脾胃运化失健,气血生化乏源,胃失和降而上逆,则出现恶心、呕吐、食欲下降等一系列胃肠道反应。[4]

乳腺癌(乳岩)为本虚标实之证,行手术治疗后虽形之"积"已去,但余毒仍存且更伤正气,因此治疗必须从扶正和祛邪两方面入手,扶正培本、祛邪解毒之法应贯穿于中医治疗之始终,其中前者尤为重要。[5]因乳腺癌化疗后导致胃肠道反应属近代西方医学范畴,故在中医病名及辨证论治中并无统一的标准及认识。近代医家及医疗工作者通过大量的临床诊疗及长期的临床观察,按照其所表现出的临床症状,将其大致划分为"呕吐""便秘""泄泻"三大范畴,并通过中医药治疗,在减少化疗后胃肠道反应、提高患者生活质量及保证治疗按时足量进行等方面取得了丰硕的成果。

【诊断依据】

可根据病史、临床症状和体格检查做出诊断。

参照世界卫生组织推荐的抗癌药物急性和亚急性毒性反应分级标准进行恶心、呕吐分级:0度,无恶心、无呕吐;Ⅰ度,恶心不影响进食及日常生活,轻微呕吐(1~2次/天)(注:如1天内有数次连续的呕吐算做1次);Ⅱ度,恶心影响进食及日常生活,中度呕吐(3~5次/天);Ⅲ度,由于恶心、呕吐而卧床,重度呕吐(>5次/天)。

【鉴别诊断】

(1)中枢神经系统疾患所致的呕吐　呕吐的特点为与进食无关,呈喷射性,且伴有明显头痛,多无恶心,可伴有不同程度的意识障碍。结核性脑膜炎及颅内肿瘤常以呕吐为首发症状。

(2)前庭障碍性呕吐　前庭障碍性呕吐见于迷路炎、梅尼埃综合征、晕动病等,呕吐多较重,可呈喷射性,多同时伴有眩晕。

(3)神经官能症性呕吐　神经官能症性呕吐多见于女性,常反复发作,呕吐的发生及加重与精神及情绪关系密切,精神刺激及嗅觉刺激、噪声、厌恶的食物为常见的诱发因素,多无明显恶心而于食后立即呕吐,呕吐物量不多,吐完又可进食,多伴有神经官能症表现。尽管长期频繁呕吐,但不会出现营养状态异常。

【辨证论治】

1.湿困脾胃型

证候:胸闷呕恶,纳呆腹胀,脘腹痞满,头身困重,倦怠乏力,口腻口淡。苔白腻,脉濡或滑。

治法:健脾和胃化湿。

方药:参苓白术散加减。对于腹胀明显者,加厚朴、枳壳、木香等;对于湿盛者,加藿香、佩兰等。

2.脾胃湿热型

证候:胸闷呕恶,纳呆腹胀,脘腹痞满,头身困重,倦怠乏力,口腻口淡,口干口苦。苔黄腻,脉濡数或滑数。

治法:健脾和胃化湿。

方药:参苓白术散加减。对于口苦盛者,加黄连、黄芩等;对于口干盛者,加芦根、百合、淡竹茹等。

3.脾虚湿阻型

证候:胸闷呕恶,面色萎黄或苍白,纳呆腹胀,脘腹痞满,头身困重,倦怠乏力,口腻口淡。舌淡白胖多津,脉细弱。

第八章　乳腺癌辅助治疗期间诸症

治法:健脾和胃化湿。

方药:参苓白术散加减。对于津多痰盛者,加厚朴、半夏、淡竹茹等;对于气虚者,加黄芪、太子参等。

【其他治疗】

(1)现代医学多采用 5-羟色胺 3 受体拮抗剂、多巴胺阻断剂等治疗。5-羟色胺 3 受体拮抗剂价格昂贵,急性期止呕效果尚可,但对化疗后延迟性呕吐疗效不明显;而大剂量的多巴胺阻断剂、抗组胺药又可并发昏睡、眩晕、恶心等不良反应,因此很多患者拒绝有效的化疗。

(2)艾灸配合耳穴压豆治疗。艾灸对穴位进行刺激,调和气血,扶正祛邪,平衡阴阳,从而达到止吐的目的。全身各脏器皆联系于耳,刺激耳穴可有效作用于全身经络,调整机体功能,取穴胃、肝、脾、贲门等可以理气宽中、降逆止吐,与艾灸足三里、中脘、气海配合应用,可以消除恶心、呕吐和腹胀、便秘,调节化疗后胃肠功能紊乱,增强食欲。

【楼丽华名中医谈】

全世界每年约有 138 万妇女发生乳腺癌,有 46 万妇女死于乳腺癌;我国每年约有 16.9 万妇女发生乳腺癌,有 4.6 万妇女死于乳腺癌。

乳腺癌已经成为全球女性首发的恶性肿瘤,而以手术为主配合放化疗、内分泌及靶向治疗的综合治疗方案仍是全世界乳腺癌主要的治疗方案。

化疗所带来的胃肠道反应常令患者痛苦不堪,许多患者因无法耐受而中断治疗,造成严重的后果。因此,如何减少化疗后胃肠道反应、提高患者生活质量及保证治疗按时足量进行成了化疗首要考虑的问题。

楼师认为,乳腺癌化疗后胃肠道反应当属中医学"呕吐"范畴。乳腺癌,古人多归于"积聚"范畴,认为虚人多患此病。《景岳全书》曰:"凡脾胃不足及虚弱失调之人,多有积聚之病。"[6]乳腺癌患者本多为虚人,加之手术、化疗、放疗、内分泌等多种治疗后虚之更虚,是为正虚也。吴谦在《外科心法》中指出:"乳癌由肝脾两伤,气郁凝结而成。"气郁凝结是为邪实也。楼师依据多年的临床观察,总结其发病机制为正虚邪实。一为肿瘤致虚,二为化疗药毒,三为心理负担过重,思则伤脾。其中,化疗药毒为决定因素,以毒攻毒,虚上加虚,是胃肠道反应的主要原因。化疗药物攻邪消瘤,使本就虚弱的正气更为耗伤,本虚为主,脏腑功能失和,损伤脾胃,可致脾胃运化失健,气血生化乏源,胃失和降而气机上逆,出现恶心、呕吐、食欲下降等一系列胃肠道反应。

乳腺癌为本虚标实之证,术后积去,但余毒仍存,且更伤正气,治疗需扶正与祛邪并行,扶正培本、祛邪解毒贯穿中西医治疗始终,并以扶正培本为重中之重。楼师在扶正过程中尤为重视脾胃的作用,认为脾胃乃后天之本,气血生化之源,五脏六腑皆受其荣养。《内经·玉机真脏论》曰:"五脏者,皆禀于胃,胃者,五脏之本。"李东垣在《脾胃论》中指出:"内伤脾胃,百病由生。"《医方考》指出:"脾胃者,土也。土为万物之母,诸脏腑百骸受气于脾胃而后能强。若脾胃一亏则众体皆无以受气,日见羸弱矣。若治重症者,宜以脾胃为主。"脾胃在机体发病中有重要作用,化疗后胃肠道反应为脾虚表现,并贯穿肿瘤发生和发展的全过程。中医脾胃不单是解剖学概念,且更注重生理及病理学脾胃系统,涉及多个体系,如消化吸收、能量转换、水盐代谢、血液、神经、内分泌、免疫及运动等多功能系统。若脾胃功能失调,则气血生化乏源、运行及防御功能减弱,导致气滞血瘀。机体外不能御邪,内不能监控体内"癌毒"之邪,致使邪毒内盛;且脾为生痰之源,脾虚津液运行不畅,凝聚为痰,终致"虚""淤""痰""毒"等病理产物积杂。楼师认为,化疗药毒损伤脾胃,气机升降失常致使胃肠道反应产生,治疗以顾护脾胃,调畅气机为主,方以参苓白术散为主方对症加减运用。

我们以中医药减轻化疗带来的毒副作用,减轻了患者的痛苦,也可减少化疗辅助用药的剂量,使患者能够保证治疗按时足量进行。另外,肿瘤细胞的多药耐药性是化疗失败的主要原因之一,而中药治疗可以使这种耐药性逆转,提高化疗药物的敏感性,更好地改善临床症状,提高患者的免疫功能,从而达到减毒增效的效果,改善了患者的生活质量,降低了肿瘤的复发率,提高了患者的无病生存率和总生存率。

【文献选读】

(1)《脾胃论》(金·李东垣)曰:"内伤脾胃,百病由生。"

(2)《医方考》(明·吴昆)曰:"脾胃者,土也。土为万物之母,诸脏腑百骸受气于脾胃而后能强。若脾胃一亏则众体皆无以受气,日见羸弱矣。若治重症者,宜以脾胃为主。"

(3)《外科心法要诀》(清·吴谦)曰:"乳癌由肝脾两伤,气郁凝结而成。"

(李超男)

第二节 围化疗期骨髓抑制

骨髓抑制是指骨髓中的血细胞前体的活性下降。化疗是乳腺癌综合治疗的主要治疗方法之一,骨髓抑制是其主要的副作用。骨髓抑制不仅延缓化疗的进程而影响治疗效果,而且可能导致并发症而危及患者生命。因此,及时发现骨髓抑制并给予相应的处理是化疗的重要环节。

【病因病机】

骨髓抑制产生的机制主要是化疗药物的使用导致患者外周单项或全血细胞减少,骨髓增生降低。化疗药物针对的是生长活跃的细胞。除恶性肿瘤细胞外,骨髓造血干细胞、消化道黏膜、皮肤及其附属器、子宫内膜和卵巢等器官或组织的细胞更新亦较快,这是化疗药物导致相应不良反应的组织学基础。中医将其归属于"虚劳"的范畴。

《理虚元鉴·虚证有六因》认为虚劳"有先天之因,有后天之因,有外感之因,有境遇之因,有医药之因"。楼师认为,化疗致骨髓抑制的病因主要是"医药之因"和"后天之因"。肿瘤邪毒,化疗药毒,以毒攻毒,耗伤气血津液,病及五脏六腑,尤其脾胃,脾胃为后天之本,生化之源,脾失健运则生化乏源。

【诊断依据】

1.临床表现

患者外周单项或全血细胞减少,骨髓增生减低,主要临床表现为不同程度的贫血、出血和感染。虚劳有气、血、阴、阳虚损之分。气虚损者主要表现为面色萎黄、神疲体倦、懒言声低、自汗、脉细;血虚损者主要表现为面色不华、唇甲淡白、头晕眼花、脉细;阴虚损者主要表现为口干舌燥、五心烦热、盗汗、舌红苔少、脉细数;阳虚损者主要表现为面色苍白、形寒肢冷、舌质淡胖有齿印、脉沉细。化疗后的虚劳则兼有气虚、血虚、阴虚、阳虚中的数个虚损。

2.实验室检查

血常规检查:按照各系血细胞的降低程度分为不同等级的骨髓抑制。

骨髓的抑制程度根据世界卫生组织分为0~Ⅳ级。

0级:白细胞计数≥$4.0×10^9$/L,血红蛋白≥110g/L,血小板计数≥100×10^9/L。

Ⅰ级:白细胞计数$(3.0~3.9)×10^9$/L,血红蛋白95~109g/L,血小板计数$(75~99)×10^9$/L。

Ⅱ级:白细胞计数$(2.0~2.9)×10^9$/L,血红蛋白80~94g/L,血小板计数$(50~74)×10^9$/L。

Ⅲ级:白细胞计数$(1.0~1.9)×10^9$/L,血红蛋白65~79g/L,血小板计数$(25~49)×10^9$/L。

Ⅳ级:白细胞计数$(0~0.9)×10^9$/L,血红蛋白<65g/L,血小板计数<$25×10^9$/L。

3.辅助检查

肺部影像学检查等排除相关感染可能。

【辨证论治】

1.化疗前培基固本

证候:化疗导致的骨髓抑制反应,临床常表现为面色萎黄或白,神疲乏力,气短声微,腰膝酸软,头晕,目眩,耳鸣,舌淡,边有齿痕。苔白,脉沉细无力,或舌红,苔少或无苔,脉细数等。

治法:顾护胃气,益气补血。

方药:八珍汤加减。人参、白术、茯苓、当归、川芎、白芍、熟地黄、甘草。对于脾虚湿盛者,加川朴花、佛手花等;对于胃寒反酸者,加煅瓦楞子、海螵蛸等;对于纳差中阻者,加焦三仙(焦麦芽、焦山楂、焦六曲)、鸡内金等。

2.化疗期调理脾胃

证候:患者化疗时常出现胃肠道功能紊乱,化疗导致脾胃受损,脾胃不和,升降失调,湿邪上犯,引起胃满、纳差、恶心、呕吐等消化道症状。

治法:健脾醒胃,理气燥湿。

方药:参苓白术散加减。白扁豆、白术、茯苓、甘草、桔梗、莲子、人参、砂仁、山药、薏苡仁。5-氟尿嘧啶导致脾虚泻,故可重用参苓术;紫杉醇伤肝,故加柴胡、青皮;对于不寐者,加酸枣仁、五味子。

3.化疗后滋阴清热

证候:化疗药物多为峻猛的热毒之品,可耗气伤阴。乳腺癌术后机体本处于气血亏虚的状态,化疗的热毒之邪更加耗伤气血,损伤脏腑功能,尤其是脾、胃、肝、肾等脏腑,导致先后天之源枯竭,常有阴虚血少、神志不安之证,心悸怔忡,虚烦失眠,神疲健忘,手足心热,大便干结,舌红少苔,脉细数。

治法:滋阴清热,养血安神。

方药:天王补心丹加减。人参、茯苓、玄参、丹参、桔梗、远志、当归、五味子、麦冬、天冬、柏子仁、酸枣仁、生地黄。对于失眠重者,加龙骨、牡蛎;对于血虚眩晕者,加熟地黄、鸡血藤;对于气虚乏力者,加党参、白术。

【预防调护】

对于血小板减少患者,可做如下护理:

(1)减少活动,防止受伤,必要时绝对卧床。

(2)避免增加腹压的动作,注意通便和镇咳。

(3)减少黏膜损伤的机会,如进软食,禁止掏鼻挖耳等,禁止刷牙,用口腔护理代替。

(4)鼻出血的处理。如是前鼻腔,可采取压迫止血;如是后鼻腔,则需要耳鼻喉科会诊,进行填塞。

(5)颅内出血的观察。注意患者神志、感觉和运动的变化及呼吸节律的改变。

【楼丽华名中医谈】

楼师认为,围化疗期应全程密切监测血常规,如多西他赛化疗后粒细胞的减少通常出现于化疗的第4—5天,表柔比星化疗后粒细胞的减少通常出现于化疗的第10—14天。粒细胞的减少通常开始于化疗停药后1周,至停药10～14天达到最低点,血小板降低比粒细胞降低出现时间稍晚,也在2周左右下降到最低值,红细胞下降出现时间更晚。故应密切观察围化疗期的血常规变化,及时调整用药,以确保疗效。化疗前及化疗的第4、7、14天查血常规,在辨证与辨病相结合的基础上,可参考血象变化规律调整用药。

楼师认为,骨髓抑制多属中医"血虚"范畴,为气血亏虚、脾肾亏虚之证,常用益气养血、健脾补肾之法。对于粒细胞减少者,以补气为重,习用黄芪、党参等;对于血小板减少者,以养阴为重,习用沙参、麦冬、石斛等;对于红细胞减少者,以补血为重,习用鸡血藤、黄精等。

关于围化疗期骨髓抑制的处理,楼师认为应着重健脾顾护胃气。[7]中医学认为,脾为后天之本,气血生化之源。"有胃气则生,无胃气则死",围化疗期健脾培补人体正气,留得一分胃气,便有一分生机,机体才能够耐受化疗药物的邪气,安全度过围化疗期,治病保命。

总之,楼师认为中医药从整体出发,调动全身的功能,调整机体阴阳、气血、脏腑功能的平衡,通过辨证论治的个体化治疗方案,可起到治"本"的作用。乳腺癌围化疗期中医药参与治疗的优势在于可减轻化疗药物的毒副作用,提高机体的免疫功能,按时按量完成化疗,改善患者的生活质量,达到减毒增效的效果。中医药在乳腺癌围化疗期的治疗中有着广泛的适应证和独特的优势,值得我们总结和推广应用。

【文献选读】

(1)《理虚元鉴·虚证有六因》(明·汪绮石)认为虚劳"有先天之因,有后天之因,有外感之因,有境遇之因,有医药之因"。

(2)《黄帝内经》曰:"有胃气则生,无胃气则死。"

(3)《医方考·卷三》(明·吴昆)曰:"血气俱虚者,此方主之。人之身,气血而已。气者百骸之父,血者百骸之母,不可使其失养者也。是方也,人参、白术、茯苓、甘草,甘温之品也,所以补气;当归、川芎、芍药、地黄,质润之品也,所以补血。气旺则百骸资之以生,血旺则百骸资之以养。形体既充,则百邪不入,故人乐有药饵焉。"

(王群飞)

第三节　内分泌治疗期诸症

　　乳腺组织的正常生长发育有赖于体内雌激素、孕激素等多种激素的协调作用,乳腺细胞中存在着雌激素和孕激素受体,使乳腺组织随激素水平的升高而增生,而雌激素水平病理性上升是刺激乳腺癌细胞增殖的主要因素之一。早在19世纪末,人们开始应用双侧卵巢切除治疗绝经前期乳腺癌。20世纪70年代,他莫昔芬的问世成为乳腺癌内分泌治疗新的里程碑,90年代第三代芳香化酶抑制剂的研发则使乳腺癌内分泌治疗进入一个新时代。经历100余年的演变,内分泌治疗已发展成为乳腺癌综合治疗的重要环节。

　　乳腺癌内分泌治疗的原理是通过阻断雌激素的合成,降低雌激素水平,全部或部分阻断其作用途径,从而阻断肿瘤赖以生存的"养分"来源,来改变激素依赖性乳腺癌生长所需的内分泌环境,达到使癌细胞增殖停止于G_0/G_1期和缓解癌症的目的。内分泌治疗包括非药物治疗和药物治疗。非药物治疗主要是指手术去势,即切除双侧卵巢,或放疗去势;药物治疗的基本药物包括抗雌激素类、抑制雌激素合成的药物、促黄体生成素释放激素类似物及黄体酮类药物4类。然而,内分泌治疗药物在改善患者生存期、提高生活质量的同时,也给患者带来一系列不良反应。各种内分泌药物通过不同环节降低雌激素的水平或阻止雌激素作用于靶细胞,干扰人体正常的内分泌功能,使血中雌激素水平下降,大脑内神经递质——儿茶酚雌激素水平下降,导致中枢自主神经调节紊乱而出现一系列类似更年期综合征表现,主要表现为潮热盗汗、急躁易怒、颜面潮红、骨节疼痛、外阴瘙痒干涩、月经紊乱、白带增多、腰膝酸软、头晕耳鸣、心烦失眠等。

【病因病机】

　　中医学将本病归属于"心悸""不寐""眩晕""郁证""脏躁""百合病""经断前后诸证"等范畴。中医学认为,本病为药物引起的肾气渐衰,天癸将竭,冲任二脉虚损,气血失调,脏腑功能紊乱,阴阳失去平衡所致。其主要病机为肾气亏虚,阴阳失衡。中医学认为,女性生殖内分泌的调节主要是通过肾—天癸—冲任—胞宫轴进行,即以肾气为主导,由天癸来调节,通过冲任的通盛、相资,由胞宫体现经、带、胎、产的生理特点。天癸属肾,冲为血海,肝为藏血之脏。妇女在七七之后,由于肾气虚衰,精血不足,天癸渐竭,冲任脉虚,致使肾—天癸—冲任—胞宫轴的功能及其相互间平衡失调,因而易发生绝经前后诸症。

从雌激素的产生及生理作用来看,它属于中医学"天癸"范畴,即为影响人体生长、发育与生殖的一种阴精物质。育龄期妇女服用以上内分泌治疗药物后,因药物的作用使"天癸"的产生受到抑制,并逐渐耗竭,从而扰乱了肾—天癸—冲任—胞宫轴的平衡状态,使阴阳、气血、营卫之间失去协调,肾精不足、阴虚火旺是本病的主要病机,因此出现烘热汗出、头晕耳鸣、心烦失眠等类似更年期症状。

中医学中乳腺癌本属本虚标实之证,机体正气内虚、脏腑阴阳失调是乳腺癌发生的基础。乳腺癌初起多见标实之象,然而乳腺癌患者经历手术、术中麻醉、化疗、放疗等一系列治疗后,机体正气被耗伤,进而耗伤肾阴,肾水不足,阴虚火旺,故出现潮热汗出、五心烦热、心烦失眠、口干口苦等症状,显露其本虚之候。肾水不能涵养肝木,肝阳上亢,故而出现头晕、烦躁、抑郁等症状。

【诊断依据】

1.临床表现

主要表现为烘热汗出、颜面潮红、烦躁易怒、月经失调、腰膝酸软、头晕耳鸣、心悸失眠等全身症状,这些症状往往相伴出现,轻重不一,参差出现,持续时间或长或短,甚者可影响生活和工作,降低生活质量,危害妇女身心健康。可同时伴有乳房胀痛等局部症状。

服用他莫昔芬的患者尚可出现发热、乏力、恶心、食欲减退、皮疹、阴道出血和分泌物增多、阴唇瘙痒、月经失调、子宫肌瘤以及血栓性疾病(如脑血栓)。此外,长期服用他莫昔芬者,还可出现子宫内膜增厚,增加子宫内膜癌的发生危险。

长期使用芳香化酶抑制剂的主要副作用为骨质疏松,还可见恶心疲劳、出汗增加、头晕头痛、失眠、疼痛、皮疹、腹痛、畏食、呕吐、抑郁、脱发、全身或下肢水肿、便秘、消化不良等临床表现。

使用促黄体生成素释放激素类似物治疗的患者的临床表现可有皮疹,

男性患者可见潮红和性欲下降,偶见乳房肿胀;女性患者可见潮红、出汗、性欲下降、头痛、情感变化(如抑郁)、阴道干燥及乳房大小变化。

使用黄体酮类药物治疗的患者的临床表现有体重和食欲增加、水肿、高血压、血栓栓塞、恶心、呕吐、头痛,有时可见乳房肿胀,可有痤疮、多毛等雄激素样作用,并可见肝功能障碍。

2.实验室检查

性激素紊乱,雌二醇水平下降,雌二醇测定持续在早卵泡期或者更低的水平。可表现为促卵泡激素和雌二醇同时处于低水平的人工绝经状态。

3.辅助检查

(1)B超检查　观察子宫内膜厚度,必要时行子宫内膜诊刮术。
(2)骨密度检测　观察骨量多少,预防骨质疏松的形成。

【鉴别诊断】

更年期综合征,即中医学中的绝经前后诸症,是更年期妇女发病率最高的一种病症,多发于45～55岁妇女。临床表现除月经紊乱外,还有烘热出汗、胸闷不舒、头昏心慌、失眠多梦或精神抑郁、焦虑忧愁等一系列并发症。

【辨证论治】

1.阴虚内热

证候:月经紊乱,月经提前,量少或量多,经色鲜红,头晕目眩,耳鸣,头部面颊阵发性烘热,汗出,腰膝酸疼,足跟疼痛,或皮肤干燥,口干便结,尿少色黄,脉细数。

治法:滋阴清热,养心安神。

方药:甘麦大枣汤合天王补心丹(《校注妇人良方》)加减。淮小麦、大枣、甘草、生地、天冬、麦冬、酸枣仁、柏子仁、鳖甲、五味子、丹参、赤芍、远志。对于肝郁气滞者,加玫瑰花、八月札、柴胡、郁金等;对于汗多者,加浮小麦、糯稻根、地骨皮、银柴胡;对于口干甚者,加芦根、百合;对于口苦者,加黄芩、黄连。

2.肾阳虚

证候:月经紊乱,月经提前,量少或量多,经色黯淡;精神萎靡,面色晦暗,腰背酸冷,小便清长,夜尿频数。舌淡,或胖嫩边有齿痕,苔薄白,脉沉细弱。

治法:温肾扶阳。

方药:右归丸加减。熟地黄、附子(炮附片)、肉桂、山药、山茱萸、菟丝子、鹿角胶、当归、杜仲。对于食欲不振者,加炒麦芽、鸡内金、神曲;对于反酸、嗳气者,加海螵蛸、旋覆花、代赭石、煅瓦楞子;对于乏力甚者,加黄芪。

3.肾阴阳两虚

证候:月经紊乱,量少或量多。乍寒乍热,烘热汗出,头晕耳鸣,失眠健忘,腰背冷痛。舌淡,苔薄,脉沉弱。

治法:阴阳双补。

方药:二仙汤合二至丸加减。对于阴虚甚者,加制首乌、黄精、玉竹;对于阳虚证明显者,加菟丝子、桑寄生、续断、杜仲等;对于汗多者,加浮小麦、糯稻根等;对于心烦失眠者,加首乌藤、合欢花、柏子仁。

【预防调护】

定期进行体格检查、妇科检查、骨密度检查及内分泌检查;适当限制高糖、高脂类物质的摄入,多食用新鲜蔬菜、水果,注意补充钙、钾等物质;适当散步,参加体育锻炼,增强体质;注意劳逸结合,保持充足的睡眠,避免过度疲劳和紧张,保持心情舒畅,维持适度的性生活,防止心理早衰。

【楼丽华名中医谈】

楼师认为,乳腺癌为正虚邪实两端,乳腺癌发病以正虚为主,因此其治疗应以扶正为主,扶正应贯穿乳腺癌治疗始终,即所谓"正气存内,邪不可干","壮者气行则已,怯者着而成病"。患者接受内分泌治疗后出现潮热盗汗、虚烦不眠、健忘多梦、手足心热等类更年期症状,乃阴血亏虚、阴虚内热的表现。故临床上对乳腺癌及类更年期综合征的治疗,应将辨病与辩证有机结合,标本兼治,以益气养阴清热为治疗大法,自拟"乳腺八号"辨证加减治疗,疗效甚验。结合清淡饮食,调和情志,保持心情舒畅和适量运动,可以促进症状的缓解和生活状态的恢复。

【文献选读】

《素问·上古天真论》曰:"女子七岁,肾气盛,齿更发长;二七而天癸至,任脉通,太冲脉盛,月事以时下,故有子。三七肾气平均,故真牙生而长极。四七筋骨坚,发长极,身体盛壮。五七阳明脉衰,面始焦,发始堕。六七之阳脉衰于上,面皆焦,发始白。七七任脉虚,太冲脉衰少,天癸竭,地道不通,故形坏而无子也。"

(郭艳花)

第四节 靶向治疗期心悸

近年来,乳腺癌临床及基础研究取得了很大进展,加之靶向治疗、化疗及内分泌治疗等新的治疗手段的应用,综合性的个体化治疗已成为目前乳腺癌主要的治疗手段。一直以来,很多患者使用毒性强度较大的系统治疗,但是近期的疗效及远期生存的改善并不尽如人意。因此,需要制订针对不同肿瘤的个体化方案,并对肿瘤恶性生物学指标进行针对性靶向治疗以及对相应的分子靶向药物进行研究,其中研究最多的有曲妥珠单抗、拉帕替尼、贝伐单抗、帕妥珠单抗、依维莫司等。

目前针对 HER-2 的靶向性治疗使用单克隆抗体,赫赛汀是这类药物的代表,其活性成分是曲妥珠单抗。拉帕替尼是小分子表皮生长因子酪氨酸激酶抑制剂,能同时抑制 HER-2 和 HER-2 受体。有研究证实,对已经接受过紫杉类、蒽环类或曲妥珠单抗药物治疗,以及对进行过颅脑放疗的脑转移的患者,拉帕替尼仍有 6% 的客观有效率。[11]曲妥珠单抗的分子较大,难以通过血脑屏障,而小分子的拉帕替尼可以通过血脑屏障到达乳腺癌的脑部转移灶,与曲妥珠单抗无交叉耐药。

与传统化疗药相比,尽管曲妥珠单抗的安全性较高,但随着几个大型临床试验的长期随访结果报道,及在临床应用时间的延长,其所引起的心脏毒性日益受到国内外学者的关注。根据 Cochrane 数据库检索发现[12],8 个大型随机对照研究共 11991 例乳腺癌患者,使用曲妥珠单抗后,可增加充血性心力衰竭(congestive heart failure,CHF)的风险(RR 5.11,90%CI:3.00~

8.72，$P<0.00001$），同时也存在左心室射血分数（left ventricular ejection fraction，LVEF）下降的风险（RR 1.83，90％CI：1.36～2.47，$P=0.0008$）。2002 年，美国心脏评估委员会对曲妥珠单抗的心脏毒性标准进行了界定。2009 年，英国癌症研究院（Institute of Cancer Research）组织肿瘤学和心脏病专家进行讨论，发布了曲妥珠单抗心脏健康管理指南。随着长期随访观察发现，具有高血压及心脏疾患的老年高龄乳腺癌患者本身出现慢性心功能损伤的风险较高[13]，在使用曲妥珠单抗时，须权衡利弊，对于具有心功能损害高危因素患者，应通过治疗前和治疗中的心脏功能严密评估和监测，同时需要心脏超声科、心血管内科、中医科等多学科协作，才能有效预防曲妥珠单抗引起的心功能损害。

靶向药物能引发心动悸、脉结代一类证候，中医药治疗在这方面一直具有优势。追溯《内经》虽无"心悸"（惊悸、怔忡）一类的病名，但已有类似的描述。到了汉代，才正式提出了"悸惊悸"的病名，"医圣"张仲景所著的《伤寒杂病论》记载有"心悸""惊悸""恍惚心乱"等名称，并立专篇加以论述，如"惊悸吐衄下血胸满瘀血病脉证治"篇。

【病因病机】

1. 体虚久病

禀赋不足，素体虚弱，或久病失养，劳欲过度，气血阴阳亏虚，以致心失所养，发为心悸。

2. 饮食劳倦

嗜食膏粱厚味，煎炸炙煿，蕴热化火生痰，或伤脾滋生痰浊，痰火扰心而致心悸。劳倦太过伤脾，或久坐卧伤气，引起生化之源不足，而致心血虚少，心失所养，神不潜藏，而发为心悸。

3. 七情所伤

平素心虚胆怯，突遇惊恐或情怀不适，悲哀过极，忧思不解等七情扰动，忤犯心神，心神动摇，不能自主而心悸。

4. 感受外邪

风寒湿三气杂至，合而为痹，痹证日久，复感外邪，内舍于心，痹阻心脉，心之气血运行受阻,发为心悸;或风寒湿热之邪,由血脉内侵于心,耗伤心之气血阴阳,亦可引起心悸,如温病、疫毒均可灼伤营阴,心失所养而发为心悸;或邪毒内扰心神,心神不安,也可发为心悸,如春温、风温、暑温、白喉、梅毒等病,往往伴见心悸。

5.药物中毒

药物过量或毒性较剧,损害心气,其则损伤心质,引起心悸,如中药附子、乌头,或西药锑剂、奎尼丁、肾上腺素、阿托品等,当用药过量或不当时,均能引发心动悸、脉结代一类证候。靶向治疗期间心悸即属于此例。

心悸的发病,或由惊恐恼怒,动摇心神,致心神不宁而为惊悸;或因久病体虚,劳累过度,耗伤气血,心神失养,若虚极邪盛,无惊自悸,悸动不已,则成为怔忡。

心悸的病位主要在心,由于心神失养,心神动摇,故悸动不安,但其发病与脾、肾、肺、肝四脏功能失调相关。如脾不生血,心血不足,心神失养则动悸。脾失健运,痰湿内生,扰动心神,心神不安而发病。肾阴不足,不能上制心火,或肾阳亏虚,心阳失于温煦,均可发为心悸。肺气亏虚,不能助心以主治节,心脉运行不畅则心悸不安。肝气郁滞,气滞血瘀,或气郁化火,致使心脉不畅,心神受扰,都可引发心悸。

心悸的病性主要有虚实两方面。虚者为气血阴阳亏损,心神失养而致。实者多由痰火扰心,水饮凌心及瘀血阻脉而引起。虚实之间可以相互夹杂或转化。若实证日久,耗伤正气,可分别兼见气、血、阴、阳之亏损,而虚证也可因虚致实,而兼有实证表现,如临床上阴虚生内热者常兼火亢或夹痰热,阳虚不能蒸腾水湿而易夹水饮、痰湿,气血不足,气血运行滞涩而易出现气血瘀滞,瘀血与痰浊又常常互结为患。总之,本病为本虚标实证,其本为气血不足、阴阳亏损,其标是气滞、血瘀、痰浊、水饮,临床表现多为虚实夹杂之证。

【临床表现】

心悸的基本证候特点是发作性心慌不安,心跳剧烈,不能自主,或一过性、阵发性,或持续时间较长,或每日数次发作,或数日一次发作。常兼见胸闷气短,神疲乏力,头晕喘促,甚至不能平卧,以致出现晕厥。其脉象表现或数或迟,或乍疏乍数,并以结脉、代脉、促脉、涩脉为常见。

心悸失治、误治,可以出现变证。若心悸兼见水肿尿少,形寒肢冷,坐卧不安,动则气喘,脉疾数微,此为心悸重症心肾阳虚、水饮凌心的特点。若心悸突发,喘促,不得卧,咳吐泡沫痰,或为粉红色痰涎,或夜间阵发咳嗽,尿少肢肿,脉数细微,此为心悸危症水饮凌心射肺的特点。若心悸突见面色苍白,大汗淋漓,四肢厥冷,喘促欲脱,神志淡漠,此为心阳欲脱之危证。若心悸脉象散乱,极疾或极迟,面色苍白,口唇发绀,突发意识丧失,肢体抽搐,短暂即恢复正常而无后遗症,或一厥不醒,此为心悸危症晕厥之特点。

【诊　断】

(1)自觉心慌不安,心跳剧烈,神情紧张,不能自主,心跳快速,或心跳过重,或忽跳忽止,呈阵发性或持续不止。

(2)伴有胸闷不适、易激动、心烦、少寐多汗、颤动、乏力、头晕等。中老年发作频繁者,可伴有心胸疼痛,甚至喘促,肢冷汗出,或见晕厥。

(3)常由情志刺激、惊恐、紧张、劳倦过度、饮酒饱食等因素诱发。

(4)可见有脉象数、疾、促、结、代、沉、迟等变化。

(5)心电图、血压、X线胸部摄片等检查有助于明确诊断。

【鉴别诊断】

胸痹心痛患者也可伴见心悸的症状,如表现为心慌不安,脉结或代,但以胸闷心痛为主症。此外,胸痹心痛中的真心痛,以心前区或胸骨后刺痛,牵及肩胛两背为主症,并常伴较突出的心悸症状,脉或数,或迟,或脉律不齐,常因劳累、感寒、饱餐、情绪波动等而诱发,多呈短暂发作,但甚者心痛剧烈不止,唇甲发绀或手足青冷至节,呼吸急促,大汗淋漓,脉微欲绝,直到晕厥,病情危笃。因此,在胸痹心痛中,心悸应视为胸痹的一系列临床表现中的一个次要症状,而与以心悸为主症的心悸病证有所不同。

【辨证论治】

1.心虚胆怯证

证候:心悸不宁,善惊易恐,坐卧不安,不寐多梦而易惊醒,恶闻声响,食少纳呆。苔薄白,脉细略数或细弦。

治法:镇惊定志,养心安神。

方药:安神定志丸加减。龙齿、琥珀镇惊安神;酸枣仁、远志、茯神养心安神;人参、茯苓、山药益气壮胆;天冬、生地、熟地滋养心血,配伍少许肉桂,有鼓舞气血生长之效;五味子收敛心气。气短乏力,头晕目眩,动则为甚,静则悸缓,此为心气虚损明显,重用人参,加黄芪以加强益气之功;对于兼见心阳不振者,用肉桂易桂枝,加附子以温通心阳;对于兼心血不足者,加阿胶、何首乌、龙眼肉以滋养心血;对于兼心气郁结、心悸烦闷、精神抑郁者,加柴胡、郁金、合欢皮、梅花以疏肝解郁;对于气虚夹湿者,加泽泻,重用白术、茯苓;对于气虚夹瘀者,加丹参、川芎、红花、郁金。

2.心血不足证

证候:心悸气短,头晕目眩,失眠健忘,面色无华,倦怠乏力,纳呆食少。舌淡红,脉细弱。

治法:补血养心,益气安神。

方药:归脾汤加减。黄芪、人参、白术、炙甘草益气健脾,以资气血生化之源;熟地黄、当归、龙眼肉补养心血;茯神、远志、酸枣仁宁心安神;木香理气醒脾,使补而不滞。五心烦热,自汗盗汗,胸闷心烦,舌淡红少津,苔少或无,脉细数或结代,为气阴两虚,治以益气养血,滋阴安神,用炙甘草汤加减以益气滋阴,补血复脉。对于兼阳虚而汗出肢冷者,加附子、黄芪、煅龙骨、煅牡蛎;对于兼阴虚者,重用麦冬、地黄、阿胶,加沙参、玉竹、石斛;对于纳呆腹胀者,加陈皮、谷芽、麦芽、神曲、山楂、鸡内金、枳壳健脾助运;对于失眠多梦者,加合欢皮、首乌藤、五味子、柏子仁、莲子心等养心安神。若热病后期损及心阴而心悸,以生脉散加减,有益气养阴补心之功。

3.阴虚火旺证

证候:心悸易惊,心烦失眠,五心烦热,口干,盗汗,思虑劳心则症状加重,伴耳鸣腰酸,头晕目眩,急躁易怒。舌红少津,苔少或无,脉象细数。

治法:滋阴清火,养心安神。

方药:天王补心丹合朱砂安神丸加减。生地、玄参、麦冬、天冬滋阴清热;当归、丹参补血养心;人参、炙甘草补益心气;黄连清热泻火;朱砂、茯苓、远志、酸枣仁、柏子仁安养心神;五味子收敛耗散之心气;桔梗引药上行,以通心气。肾阴亏虚,虚火妄动,遗精腰酸,加龟甲、熟地黄、知母、黄柏,或加服知柏地黄丸；若阴虚而火热不明显，可单用天王补心丹；若阴虚兼有瘀热，加赤芍、牡丹皮、桃仁、红花等清热凉血，活血化瘀。

4.心阳不振证

证候：心悸不安，胸闷气短，动则尤甚，面色苍白，形寒肢冷。舌淡，苔白，脉象虚弱或沉细无力。

治法：温补心阳，安神定悸。

方药：桂枝甘草龙骨牡蛎汤合参附汤加减。桂枝、附子温振心阳；人参、黄芪益气助阳；麦冬滋阴，取"阳得阴助而生化无穷"之意；炙甘草益气养心；龙骨、牡蛎重镇安神定悸。对于形寒肢冷者，重用人参、黄芪、附子、肉桂温阳散寒；对于大汗出者，重用人参、黄芪、煅龙骨、煅牡蛎、山茱萸益气敛汗，或用独参汤煎服；对于兼见水饮内停者，加葶苈子、五加皮、车前子、泽泻等利水化饮；对于夹瘀血者，加丹参、赤芍、川芎、桃仁、红花；对于兼见阴伤者，加麦冬、玉竹、五味子；对于若心阳不振，以致心动过缓者，酌加炙麻黄、补骨脂，重用桂枝以温通心阳。

5.水饮凌心证

证候：心悸眩晕，胸闷痞满，渴不欲饮，小便短少，或下肢水肿，形寒肢冷，伴恶心、欲吐、流涎。舌淡胖，苔白滑，脉象弦滑或沉细而滑。

治法：振奋心阳，化气行水，宁心安神。

方药：苓桂术甘汤加减。泽泻、猪苓、车前子、茯苓淡渗利水；桂枝、炙甘草通阳化气；人参、白术、黄芪健脾益气助阳；远志、茯神、酸枣仁宁心安神。对于兼见恶心呕吐者，加半夏、陈皮、生姜以和胃降逆；对于兼见肺气不宣、肺有水湿者，咳喘，胸闷，加杏仁、前胡、桔梗以宣肺，葶苈子、五加皮、防己以泻肺利水；对于兼见瘀血者，加当归、川芎、刘寄奴、泽兰、益母草；若见因心功能不全而致水肿、尿少、阵发性夜间咳喘或端坐呼吸，当重用温阳利水之品，可以真武汤加减。

6.瘀阻心脉证

证候：心悸不安，胸闷不舒，心痛时作，痛如针刺。唇甲青紫，舌质紫暗或有瘀斑，脉涩或结或代。

治法：活血化瘀，理气通络。

方药：桃仁红花煎合桂枝甘草龙骨牡蛎汤。桃仁、红花、丹参、赤芍、川芎活血化瘀;延胡索、香附、青皮理气通脉止痛;生地、当归养血活血;桂枝、甘草以通心阳;龙骨、牡蛎以镇心神。对于气滞血瘀者,加用柴胡、枳壳;对于兼气虚者,加黄芪、党参、黄精;对于兼血虚者,加何首乌、熟地黄;对于兼阴虚者,加麦冬、玉竹、女贞子;对于兼阳虚者,加附子、肉桂、淫羊藿;对于络脉痹阻、胸部窒闷者,加沉香、檀香、降香;对于夹痰浊、胸满闷痛、苔浊腻者,加瓜蒌、薤白、半夏、广陈皮;对于胸痛甚者,加乳香、没药、五灵脂、三七粉等祛瘀止痛。

7.痰火扰心证

证候:心悸时发时止,受惊易作,胸闷烦躁,失眠多梦,口干苦,大便秘结,小便短赤。舌红,苔黄腻,脉弦滑。

治法:清热化痰,宁心安神。

方药:黄连温胆汤加减。黄连、栀子苦寒泻火,清心除烦;竹茹、半夏、胆南星、全瓜蒌、陈皮清化痰热,和胃降逆;生姜、枳实下气行痰;远志、菖蒲、酸枣仁、生龙骨、生牡蛎宁心安神。对于痰热互结、大便秘结者,加生大黄;对于心悸重者,加珍珠母、石决明、磁石重镇安神;对于火郁伤阴者,加麦冬、玉竹、天冬、生地养阴清热;对于兼见脾虚者,加党参、白术、谷麦芽、砂仁益气醒脾。

【转归预后】

心悸的预后转归主要取决于本虚标实的程度,治疗是否及时、恰当。对于心悸仅为偶发、短暂、阵发者,一般易治,或不药而解;对于反复发作或长时间持续发作者,较为难治。如患者气血阴阳虚损程度较轻,未见瘀血、痰饮之标证,病损脏腑单一,治疗及时得当,脉象变化不显著,病证多能痊愈。反之,脉象过数、过迟、频繁结代或乍疏乍数,则治疗颇为棘手,兼因失治、误治,预后较差。如出现喘促、水肿、胸痹心痛、厥证、脱证等变证、坏病,若不及时抢救治疗,则预后极差,甚至猝死。

【预防与调摄】

情志调畅、饮食有节及避免外感六淫邪气、增强体质等是预防本病的关键。积极治疗胸痹心痛、痰饮、肺胀、喘证及痹病等,对预防和治疗心悸发作具有重要意义。

心悸患者应保持心态乐观,情绪稳定,坚持治疗,坚定信心。应避免惊恐刺激及忧思恼怒等。生活作息要有规律。饮食有节,宜进食营养丰富而易消化吸收的食物,宜低脂、低盐饮食,忌烟酒、浓茶。轻症心悸者可从事适当体力活动,以不觉劳累、不加重症状为度,避免剧烈活动。重症心悸者应卧床休息,还应及早发现变证、坏病先兆症状,做好急救准备。

【楼丽华名中医谈】

楼师认为,针对靶向药物治疗过程中产生的心悸,应采用辨证治疗为主。心悸是指患者自觉心中悸动,惊惕不安,甚则不能自主的一种病证,其中以瘀阻心脉型心悸最为多见。《金匮要略释义》曰:"发汗后,脐下悸者,欲作奔豚,茯苓桂枝甘草大枣汤主之。""心下悸者,半夏麻黄丸主之。"晋代陈延之在《小品方》中以远志汤(远志、茯苓、独活、甘草、芍药、当归、肉桂、麦冬、生姜、人参、附子、黄芪)治疗"中风,心气不足,惊悸……心中烦闷,耳鸣"等症。唐代孙思邈[14]在《千金方》中补充了诸多治心悸之方,如治妇人产后心悸之人参丸、大远志丸,治脚气风毒惊悸的石膏汤,治因虚而悸的定心汤及"治头目眩冒,心中烦郁,惊悸狂癫"之薯蓣丸方等。由体虚久病、饮食劳倦、情志所伤、感受外邪等,导致脏腑功能失调,以心的气血阴阳不足,心神失养,或气滞、痰浊、血瘀、水饮扰动心神而发病。病位在心,与脾、肾、肝、肺有关。可由心之本脏自病引起,也可是他脏病及于心而成。本病多为虚实夹杂之证。虚证主要是气、血、阴、阳亏损,心神失养;实证主要由气滞、血瘀、痰浊、水饮扰动心神,心神不宁。虚者治以补气血,调阴阳,并以养心安神之品,使心神得养则安;实者,或行气化瘀,或化痰逐饮,或清热泻火,并配以重镇安神之品,使邪去正安,心神得宁。本病主要分为以下7个证型:①心虚胆怯,治以镇惊定志,养心安神,方用安神定志丸;②心脾两虚,治以补血养心,益气安神,方用归脾汤;③阴虚火旺,治以滋阴清火,养心安神,方用黄连阿胶汤;④心阳不振,治以温补心阳,安神定悸,方用桂枝甘草龙骨牡蛎汤;⑤水饮凌心,治以振奋心阳,化气利水,方用苓桂术甘汤;⑥心血瘀阻,治以活血化瘀,理气通络,方用桃仁红花煎;⑦痰火扰心,治以清热化痰,宁心安神,方用黄连温胆汤。积极配合治疗,保持情绪稳定、心态乐观,饮食有节,养成良好的、有规律的生活习惯以利于康复。

近年来,国内对抗心律失常中药药理进行了较为深入的研究。[15]根据药理作用,抗心律失常中药大致可分为以下几种类型:

(1)阻滞心肌细胞膜钠通道类,如苦参、缬草、当归、白菖蒲、山豆根、甘松、三七、延胡索、地龙、卫茅等,能对抗乌头碱引起的快速心律失常。

(2)兴奋β受体类,如麻黄、附子、细辛、吴茱萸、蜀椒、丁香等,能对抗缓慢性心律失常。

(3)抑制 Na^+-K^+-ATP 酶类,如福寿草、万年青、罗布麻、夹竹桃、铃兰、蟾酥等,大多具有洋地黄样作用,可对抗室上性心动过速及控制快速房颤心室率。

(4)阻滞β受体类,如佛手、淫羊藿、葛根等,能治疗快速型心律失常及降血压、缓解心绞痛。

(5)主要阻滞钙通道类,如粉防己碱、小檗胺等,可能有阻断组胺受体及扩张冠状动脉、拮抗喹巴因及氯化钙诱发的心律失常的作用。

(6)主要延长动作电位过程类,如黄杨碱 D、延胡索碱Ⅰ、黄连素、木防己碱,通过延长动作电位过程,抑制异位节律点的自律性或消除折返而发挥抗心律失常作用。

另外,将来的临床研究也应注重探索更多早期可预测心脏事件的标志物,如心房利钠肽、肌钙蛋白、C 反应蛋白等[16],同时与中医药治疗相结合,以进一步保障 HER-2 阳性乳腺癌患者的用药安全。

【文献选读】

(1)《金匮要略·惊悸吐衄下血胸满瘀血病脉证治》(汉·张仲景)曰:"寸口脉动而弱,动则为惊,弱则为悸。"

(2)《丹溪心法·惊悸怔忡》(元·朱震亨)曰:"惊悸者血虚,惊悸有时,以朱砂安神丸。痰迷心膈者,痰药皆可,定志丸加琥珀、郁金。怔忡者血虚,怔忡无时,血少者多。有思虑便动,属虚。时作时止者,痰因火动。瘦人多因是血少,肥人属痰。寻常者多是痰。自觉心跳者是血少,四物、朱砂安神之类。"

(3)《景岳全书·怔忡惊恐》(明·张景岳)曰:"怔忡之病,心胸筑筑振动,惶惶惕惕,无时得宁者也。……此证惟阴虚劳损之人乃有之,盖阴虚于下,则宗气无根,而气不归源,所以在上则浮撼于胸臆,在下则振动于脐旁,虚微者动亦微,虚甚者动亦甚。凡患此者,速宜节欲,节劳,切忌酒色。"

(4)《证治汇补·惊悸怔忡》(清·李用粹)曰:"惊悸者,忽然若有所惊,惕惕然心中不宁,其动也有时。怔忡者,心中惕惕然,动摇不静,其作也无时。"

(金璐怡)

第五节　围放疗期诸症

放射治疗是利用辐射能对生物组织作用后的临床效应作为治疗恶性肿瘤的手段,其在杀伤肿瘤细胞的同时,对正常组织细胞也有不同程度的损伤,因此在放疗过程中不可避免会出现一系列的放疗反应及后遗症,我们称之为围放疗期诸症。放射治疗作为乳腺癌综合治疗的主要手段之一,已被广泛应用于临床,并被公认为可以提高乳腺癌患者的局部控制率以及总生存率。早期乳腺癌保乳术后或伴淋巴结转移的中晚期乳腺癌根治术后进行放射治疗,照射范围包含患侧乳腺所在的胸壁区域,甚至同侧腋窝和锁骨上淋巴结区域,由于存在多个照射区域的解剖部位和深度范围的不同,因此乳腺癌放疗造成的损伤也是多部位、多形式的。常见的包括放射性肺损伤、心血管损伤、上肢淋巴水肿、急性放射性皮肤反应等。

中医药在乳腺癌放射性治疗中能改善和缓解相关并发症,通过扶正抗邪来增强免疫功能,降低治疗的毒副作用,同时与放疗产生协同作用,增加治疗效果,也保障疗程顺利完成,达到增效减毒的目的。

一、急性放射性皮肤损伤

急性放射性皮肤损伤是最常见的乳腺癌放疗反应。主要表现是早期为中度或重度干性脱皮、放射区域皮疹,中晚期出现湿性皮炎、色素沉着、皮肤纤维化改变。主要形成原因是放疗要求浅表皮下放射线剂量较高,相应造成皮肤表面剂量增高,使得皮肤毛细血管和淋巴管发生损伤,皮肤营养得不到供应,出现脱皮;毛细血管通透性增加而导致早期血管扩张、充血、瘀血和水肿,色素沉着,长期可以使皮下组织实变,最终导致皮肤纤维化。

根据本症证候特点、致病因素,将之归属中医学"烧伤"范畴。放射线按致病特点属热毒之邪,热能化火,耗伤津液,灼伤皮肤,轻者出现红斑、色素沉着,脱毛和脱皮,重者出现溃疡、坏死。

【病因病机】

本症主要病因是放射线照射,放疗是用高能放射线杀死肿瘤的方法。电、射线类在病邪致病角度属热毒之邪,易伤人阴津,人体津血亏耗后,又伴随气的耗损,最终导致津气两伤。《伤寒论》第一百一十一条:"医以火迫劫之……阳盛则欲衄,阴虚小便难,阴阳俱虚竭,身体则枯燥。"火邪、燥邪损机体气血,耗伤正气,除直接造成局部皮肤干燥、脱皮、皮疹、皮肤纤维化外,往往还伴随着如小便短赤、大便干结、口渴咽干等全身阴津亏损的症状。"津液被火灼竭,则血行愈滞",热毒动血,迫血妄行,离经成瘀,热壅则血瘀,故放疗中后期局部皮肤出现瘀血和水肿,色素沉着。

【诊断依据】

早期临床表现为中度或重度干性脱皮,放射区域皮疹,皮疹表现为红斑。中后期可出现湿性皮炎(水疱)、色素沉着,后期可能出现皮下组织实变,最终导致皮肤纤维化。放疗期皮肤均可有烧灼或麻木、疼痛、肿胀等不适感。全身伴随口渴、咽干、烦热、大便干结等津液亏耗的症状。

根据局部皮肤表现,结合患者乳腺癌病史及曾经或正在进行放疗,即可诊断。

【鉴别诊断】

需与放疗期间放疗区域并发带状疱疹相鉴别。两者均可见皮肤疱疹,伴烧灼样痛,但带状疱疹分布呈带状,聚集一处,疱群之间间隔正常皮肤,不局限于放疗区域。

【外治方法】

可外涂湿润烧伤膏、紫草油膏、贝优芬凝胶等。李翠荣等[17]经临床试验观察发现,放疗前对照射野皮肤采取芦荟汁外涂,对预防放射性皮肤损伤的发生具有明显作用。

【预防调护】

(1)局部护理。选择宽大柔软的全棉内衣,照射野区域可用温水和柔软毛巾轻轻沾洗,但禁止使用肥皂和沐浴露擦洗或热水浸浴。局部放疗的皮肤禁用碘酒、乙醇等刺激性药物,不可随意涂抹药物和护肤品,避免日光直射,局部皮肤切忌用手指抓搔,保持局部皮肤清洁干燥,并可在室内适当暴露、通风。

(2)适当进行心理疏导,减轻不良因素对患者造成的心理干扰。有效宣教,使患者明白保护放射野皮肤的重要性,从而使患者自觉执行医嘱。加强营养,宜高蛋白、高维生素、清淡、易消化饮食,多饮水。

二、放射性肺损伤

放射性肺损伤是乳腺癌放疗中及放疗后常见且危害较大的并发症之一,它包括早期的急性放射性肺损伤和后期的慢性放射性肺损伤。典型的放射性肺病多发生于放疗开始后1~3个月,放射性肺纤维化以6个月时最显著。[18]根据本病特点,将放射性肺炎归属于中医"肺痿""咳嗽""喘证"范畴。《素问·至真要大论》曰:"诸痿喘呕,皆属于上。《金匮要略》曰:"寸口脉数,其人咳,口中反有浊唾涎沫者何?师曰:为肺痿之病。"

【病因病机】

依据致病因素的特点,将放射线归为热毒之邪。放射线导致的疾病一般不遵循由表及里的传变规律,而是直中脏腑。肺为娇脏,放射线之邪毒侵袭肺脏,肺脏易受其损伤。热毒之邪最易熏灼肺阴,导致肺燥阴亏,从而出现口干口渴、干咳无痰、低热等症状;热邪侵袭,损伤肺络,而致瘀血、咯血等症状,并且内蕴的痰热阻滞气机运行而出现瘀血内蕴,终成血瘀之症。肺燥阴亏,痰浊瘀血阻肺,影响肺之宣发肃降,故可致清气难入、浊气难出。故放射性肺损伤患者可出现咳嗽、呼吸困难、胸闷的症状,严重者可因呼吸衰竭而死亡。

综上所述,放射性肺损伤的病机可归为肺燥阴亏,痰热内蕴,瘀血内阻,且三者之间互为因果,互相影响。

【诊断依据】

1.临床表现

(1)急性放射性肺损伤的临床表现　急性放射性肺损伤的症状和体征与一般肺炎无差别,可能有低热、刺激性咳嗽、咳少量白色黏液样痰、胸痛、气短等非特异性呼吸道症状。严重者可有高热、胸闷、呼吸困难、不能平卧、剧烈咳嗽、咳血痰。胸部体征可有局部实变征、湿啰音、胸膜摩擦音和胸水体征等。

(2)慢性放射性肺损伤的临床表现　慢性放射性肺损伤一般由急性放射性肺损伤发展而来,一小部分患者也可无急性放射性肺损伤症状而由隐性肺损伤发展为放射性肺纤维化。临床表现为进行性呼吸困难,严重者可发展为慢性呼吸衰竭。

2.辅助检查

(1)X线表现　①急性放射性肺损伤:多发生于放疗后 3 个月内。肺放射野内呈现片状均匀密度模糊阴影,多发边界不清的小斑片状阴影病灶边缘与放射治疗野一致,且与正常肺组织有明显分界,此为放射性肺炎的特征性表现。②放射性肺纤维化:初始肺放射野内为较纤细的网状或细索条阴影,以后可逐渐增多,密度增高,病变范围扩大可融合成致密的块状影。

(2)CT 表现　①毛玻璃样改变:主要发生在放疗后 4～8 周,为放射性肺损伤急性期改变。肺放射野内片状均匀絮状模糊阴影,病变密度淡,内可见肺纹理。与正常组织分界不清。周围胸膜无改变。②斑片状高密度影:为放射野内斑片实变区。密度较毛玻璃征象高,边缘较清。③纤维索条影:为慢性期表现,主要见于放疗半年后。此期病变趋向稳定,包括含气不全征和浓密纤维化。含气不全征表现为照射野内跨肺叶段分布的条形或三角形致密影,边缘整齐,内可见支气管充气征。浓密纤维化在放射野内正常肺和照射野之间常形成锐利的边缘,出现"刀切样"改变,肺容积缩小,内可见支气管扩张伴同侧胸膜肥厚及支气管、肺门和纵隔的牵拉移位。对侧肺野出现代偿性肺气肿。

根据病史和典型的临床症状、体征，结合胸部影像学检查，容易做出初步诊断。需与肺炎鉴别，病原菌检测是重要的鉴别依据。

【预防调护】

(1)放射性肺损伤的预防重于治疗。在放疗前，需了解患者的一般情况、心肺功能状况，对于肺功能差的患者，可从开始即服用养阴清肺膏滋阴润肺或(和)地塞米松至放疗结束。放疗前及放疗期间可适当应用药物预防、减轻肺损伤，如阿米福汀、复方苦参注射液、川芎嗪注射液等，且均有相关报道可减轻放疗造成肺损伤的程度及缓解症状。

(2)放疗期间密切关注患者的早期症状如咳嗽、呼吸困难，及时调整。放疗期间配合肺功能锻炼，可降低放射性肺炎的发生率。

(3)严防感冒，预防感染，加强营养，宜高蛋白、高维生素、清淡、易消化饮食，多饮水。

三、放射性心脏损伤

乳腺癌患者放疗时，位于纵隔内的心脏不可避免地受到照射影响，导致一系列并发症的发生，包括急性或迟发性心包炎、心肌病、瓣膜功能不全、传导障碍及冠状动脉疾病，统称为放射性心脏损伤，目前已成为乳腺癌治疗的重要临床并发症，同时也是影响乳腺癌患者治疗效果的重要因素之一。一般认为，放疗损伤的程度与放疗的总剂量有关，心血管损伤的发生率及其程度与心脏受照射体积亦相关。[18]现代放疗技术，包括调强放射治疗、呼吸门控技术以及螺旋断层放疗等均可以降低心脏受照射的体积及剂量。[19]根据本病特点，将之归属于中医"胸痹""心痛"范畴。《素问·脏气法时论》曰："心病者，胸中痛……膺背肩胛间痛，两臂内痛。"《灵枢·厥病》曰："胸满，心尤痛甚。""痛如以针锥刺其心。"其所描述的"胸痹""心痛"症状与放射性心脏损伤是一致的。

【病因病机】

本症主要病因是放射线照射。电、射线类在病邪致病角度属热毒之邪，火热邪毒直接内侵血脉，耗伤心气心阴，心失所养，气阴亏虚，日久致气血运行不畅，逐渐出现气滞血瘀，血瘀兼可见痰浊，气滞、血瘀、痰浊凝聚心脉，心脉挛急或闭塞而发本症。

【诊断依据】

1. 临床表现

（1）在心脏受到放射线照射时，心包较心肌、冠状动脉、心内膜及瓣膜更易发生损伤，因此放射性心包炎是最常见的放射性心脏损伤，包括急性或迟发性心包炎。急性心包炎可在放疗后数周内出现，表现为胸痛、发热以及非特异性心电图异常等，疼痛主要位于心前区、胸骨后，可放射至颈部、左肩、左臂，也可达上腹部，疼痛性质尖锐，常因咳嗽、深呼吸或吞咽而加重。迟发性放射性心包炎于放疗后数月乃至数年内出现，主要症状为胸痛和呼吸困难。

（2）心肌对放射线的耐受力较强，不似心包敏感。放射线心肌病常伴随着心包疾病的体征和症状，易出现心脏衰竭。

（3）放射性冠心病　通过对接受过放疗患者的调查发现，放疗可以导致冠心病发病率显著增高。

（4）放射性瓣膜损伤　瓣膜中以主动脉瓣受累最常见，其次为二尖瓣，右侧瓣膜较少受损。典型的损伤为瓣膜缩短、畸形。放射性瓣膜病多出现在放疗数年后，常伴有缩窄性心包炎。

（5）放射性传导系统损伤　在接受胸部放疗患者中，有50％出现心电图异常，有临床症状者不多。放射所致的心律失常有窦性心动过速、窦性心动过缓、窦性心律不齐、阵发性室上性心动过速、房性期前收缩、室性期前收缩和心房颤动等。

2. 实验室检查

（1）肌钙蛋白　心肌受到损伤时，心肌细胞内的各种酶释放入血，引起血清酶学的改变，心肌肌钙蛋白复合物4～6小时后开始在血液中升高，心肌肌钙蛋白升高持续时间长达2～3周。

（2）心肌酶　心肌酶学检测包括血清乳酸脱氢酶、谷草转氨酶、磷酸激酶、磷酸激酶同工酶等。

3.辅助检查

(1)X线、CT、MRI　普通的X线检查主要用于观察有无心包积液征象,如心影增大、上腔静脉影增宽、心膈角锐利等。CT能明确显示心包积液的位置、多少,并可显示心包钙化、冠状动脉病变。MRI能够显示心脏解剖结构的异常及血流动力学的改变,评价心功能,更准确地显示心包积液的部位和范围。CT较其他影像学检查更能较早地发现、评估冠状动脉病变,便于及早指导临床。

(2)超声心动图　当心肌严重损伤或心脏整体功能受损时,出现左心室收缩功能指标LVEF的异常改变。

(3)心电图和动态心电图　由放疗引起的心电图异常,早期多发生在放疗第2周,晚期一般在放疗结束后数月至数年,多数在2个月内出现,放疗结束后半年,70%的心电图异常可恢复正常。常规心电图只能记载心脏的瞬间变化,而动态心电图能够对患者进行长达24～36小时的系统观察分析,可帮助医生全面掌握患者的心脏功能变化。

【鉴别诊断】

应注意与其他可引起急性胸痛的疾病相鉴别,如急性心肌梗死、主动脉夹层、肺栓塞。急性心肌梗死心电图ST-T段抬高,改变导联与梗死血管对应,范围不如心包炎广泛。主动脉夹层胸痛表现为撕裂样,程度更为剧烈,超声心动图和CT可鉴别。肺栓塞可表现出胸痛、胸闷,甚至晕厥等,心动图、增强肺动脉CTA可鉴别。

【预防调护】

(1)饮食宜清淡,少食多餐,晚餐不宜过饱;避免情绪激动,保持乐观;适当体育活动,避免过劳。

(2)若突发心痛,则立即口服急救药物,保持镇静,卧床休息。

四、放疗后上肢水肿

乳腺癌患者在行根治手术及放疗后出现上肢水肿是临床较常见的并发症,原因是手术治疗破坏腋窝解剖结构,影响上肢回流及上肢功能,加之放疗后局部组织纤维化,使局部的静脉、淋巴管减少和(或)狭窄,上肢血液、淋巴液回流受到障碍,形成水肿。术后辅助放疗对上肢淋巴水肿发生率的影响很大。有报道,改良根治术后加放疗,水肿的发生率可以从9％上升到26％。上肢水肿一旦形成,即造成功能部分或完全障碍,严重者甚至影响自理能力,生活质量下降,且临床治疗较难,不易达到康复目的。

依据本病的病理特点,当属中医学"水肿"范畴。具体详见"乳房术后并发症上肢水肿"内容。

【辨证论治】

1.急性放射性皮肤损伤

证候:放射区域皮肤中度或重度干性脱皮,或湿性皮炎(水疱),皮肤黏膜红肿甚至破溃、渗出,疼痛难忍,色素沉着,后期可能出现皮下组织实变,全身症状加剧,面红目赤,烦躁不宁,口渴思饮,大便干燥,小便短赤。舌绛红而干,苔黄或舌光无苔,脉洪数或弦细数。

治法:清热解毒,活血化瘀。

方药:仙方活命饮、五味消毒饮(《医宗金鉴》)加减。穿山甲、皂角刺、当归尾、金银花、赤芍、天花粉、贝母、陈皮、防风、乳香、没药等。若症状不严重,常无须特别处理,若疼痛剧烈,加蒲黄、五灵脂。对于口渴甚者,加天花粉、鲜芦根。若后期气阴二虚明显,可加生脉饮治疗。

2.放射性肺损伤

证候:常见于放疗后1~3个月,刺激性干咳无,痰或少痰,咽痛,口干喜冷饮,或伴低热,纳食不香。舌干红,苔少,脉细数。

治法:养阴生津。

方药:止嗽散或清燥救肺汤加减。百部、白前、荆芥、桔梗、桑叶、麦冬、太子参、胡麻仁、杏仁、石膏等。对于咳嗽明显者,加百合、紫菀、款冬花;对于高热、口渴、汗多、气分热盛者,加知母、芦根、天花粉、金银花;对于呛咳少痰明显者,加川贝、瓜蒌、桑白皮。

3.放射性心脏损伤

证候:胸闷心痛,时作时止,心悸心烦,寐差,疲乏头晕,或手足心热,心胸憋闷而刺痛。舌质红,苔少,脉细弱无力或结或代。

治法:清热养心,益气活血,通络止痛。

方药:天王补心丹加减或炙甘草汤。生地、天冬、麦冬、丹参、当归、党参、茯苓、石菖蒲、远志、五味子、酸枣仁、柏子仁、朱砂、桔梗等。

4.放疗后上肢水肿

证候:患侧肢体肿胀,重浊麻木,按之如泥,或有刺痛,面色萎白或黄,饮食不化,胸脘痞闷,气短懒言,四肢乏力,大便溏薄或排便无力。舌淡,苔白或腻,脉虚缓。

治法:益气健脾,通络利水,活血化瘀。

方药:参苓白术散加减。黄芪、扁豆、鸡内金、茯苓、白芍、砂仁、白术、甘草、玉米须、桑枝、丝瓜络、猫爪草、络石藤、忍冬藤等。

对于阳虚者,可用真武汤加减;对于寐差者,加首乌藤、柏子仁;对于便秘者,加制大黄;对于胃有反酸者,加煅瓦楞子等。

【楼丽华名中医谈】

乳腺癌已经成为全球女性首发的恶性肿瘤。保乳手术在国外已占据乳腺癌手术的主导地位。[20]手术切除乳腺癌肿及腋窝淋巴结清扫、保留患侧乳房、术后予以放疗等综合治疗已成为欧美国家治疗临床早期乳腺癌的首选方法。[21]放疗作为乳腺癌综合治疗的主要手段之一,已被广泛应用于临床,并被公认为可以提高乳腺癌患者的局部控制率及总生存率。但是,放疗在杀伤肿瘤细胞的同时,对正常组织细胞也有不同程度的损伤,因此在放疗过程中不可避免会出现一系列的放疗反应及后遗症。目前尚无可替代性的治疗方法,我们能做的就是规范治疗,尽量避免出现放疗不良反应;一旦出现,我们也可以采取一些针对性的治疗,减少患者的痛苦,提高患者的生活质量。

楼师认为,化疗之毒属火热之毒,易伤人阴津,津血同源,人体津血亦会有所亏耗,气随血脱,继而耗损一身之气,最终导致津气两伤。火热之毒为火邪、燥邪损伤机体,气血耗伤,可直接造成局部皮肤干燥、脱皮、皮疹及皮肤纤维化,此外往往还伴随着如小便短赤、大便干结、口渴咽干等全身阴津亏损的症状。"津液被火灼竭,则血行愈滞",热毒动血,迫血妄行,离经成瘀,热壅则血瘀,故放疗中后期局部皮肤出现瘀血和水肿、色素沉着等。化疗之火热之毒常直中脏腑。肺为娇脏,火热之毒侵袭肺,最易熏灼肺阴,导致肺燥阴亏,从而出现口干口渴、干咳无痰、低热等症状;热毒侵袭,损伤肺络,而致瘀血咯血等症状,另外内蕴的痰热阻滞气机运行而出现瘀血内蕴,终成血瘀之症。肺燥阴亏,痰浊瘀血阻肺,影响肺之宣发肃降,清气难入、浊气难出,故患者常出现咳嗽、呼吸困难、胸闷的症状,严重者可因呼吸衰竭而死亡。火热邪毒直接内侵血脉,耗伤心气心阴,心失所养,气阴亏虚,日久致气血运行不畅,逐渐出现气滞血瘀,血瘀兼可见痰浊,气滞、血瘀、痰浊凝聚心脉,心脉挛急或闭塞而损伤心脏。乳岩患者多正气亏虚,加之手术及放疗所致创伤,必然损伤脉络,耗伤气血,气虚不能推动血行,气血运行不畅,气滞则血瘀,水湿内停,走于皮下,泛溢肌表,发为水肿。故对于围放疗期诸症,楼师常常对症治疗,针对皮肤损伤、肺损伤、心脏损伤及上肢水肿各种不同的症状而区别用药。如皮肤损伤,通常情况下不需要处理;肺损伤常常表现为咳嗽、口干等,常需要养阴生津止咳,可使用止嗽散,或加芦根、百合、天花粉等;心脏损伤常阴虚火热,需滋阴降火,可使用天王补心丹或炙甘草汤;上肢水肿为世界性难题,关键在于预防,用药常选桑枝、络石藤、丝瓜络等。

乳腺癌患者经过手术、放化疗及内分泌等综合治疗后,人体基本功能不能正常运转,正气已损,余毒尚存。放疗为火毒之邪,灼伤津液,致使阴虚火旺、气阴两伤、阴阳失调,更伤人体之本。楼师常常从人体正常功能恢复出发,从人体的最基本需求出发,如饮食、睡眠,并配合对症治疗,坚持扶助正气与清除毒邪并举,在临床上取得了非常好的疗效,使患者无论在心理还是生理上都得到了莫大的慰藉。

【文献选读】

(1)《伤寒论》(汉·张仲景)第一百一十一条:"医以火迫劫之……阳盛则欲衄,阴虚小便难,阴阳俱虚竭,身体则枯燥。"

(2)《素问·至真要大论》曰:"诸痿喘呕,皆属于上。"

(3)《金匮要略》(汉·张仲景)曰:"寸口脉数,其人咳,口中反有浊唾涎沫者何? 师曰:为肺痿之病。"

(冯辉珍 李超男)

【参考文献】

[1]DOWSETT M, HANNA W M, KOCKX M, et al. Standardization of HER-2 testing: results of an international proficiency-testing ring study [J]. Mod Pathol, 2007, 20(5): 584 – 591.

[2]TSAI R J, DENNIS L K, LYNCH C F, et al. The risk of developing arm lymphedema among breast cancer survivors: a meta-analysis of treatment factors[J]. Ann Surg Oncol, 2009, 16(7): 1959 – 1972.

[3]刘丽花, 陈壮忠. 耳穴压豆防治肺癌化疗后消化道不良反应的疗效观察[J]. 现代中西医结合杂志, 2011, 20(36): 4651 – 4652.

[4]杨海霞. 中药益气健脾和胃法治疗乳腺癌术后化疗胃肠道不良反应临床疗效观察[J]. 安徽医药杂志, 2013, 17(11): 1967 – 1968.

[5]唐汉钧, 乳腺癌中的中医临床与实验研究[J]. 中医药学刊, 2003, 21(2): 168 – 172.

[6]贾喜花. 唐汉钧调治乳腺癌术后的经验[J]. 浙江中医杂志, 2001, 36(10): 41.

[7]楼丽华. 乳腺病诊治漫谈[J]. 江苏中医药, 2011, 43(12): 28 – 29.

[8]折娜. 甘麦大枣汤合天王补心丹治疗乳腺癌类围绝经期综合征的临床研究[D]. 杭州: 浙江中医药大学, 2013.

[9]薛静娴, 卞卫和. 中医药干预乳腺癌内分泌治疗的不良反应概况[J]. 中华中医药杂志, 2015, 30(2): 480 – 482.

[10]梁荣华, 谭为, 王昌俊. 乳腺癌内分泌治疗不良反应的中医对策[J]. 中华中医药杂志, 2014, 29(2): 527 – 530.

[11]LIN N U, DIERAS V, PAUL D, et al. Multicenter phase II study of lapatinib in patients with brain metastases from HER-2-positive breast cancer[J]. Clin Cancer Res, 2009, 15(4): 1452 – 1459.

[12]MOJA L, TAGLIABUE L, BALDUZZI S, et al. Trastuzumab containing regimens for early breast cancer[J]. Cochrane Database Syst Rev, 2012, 4(4): 405 – 407.

[13]PEREZ E A, SUMAN V J, DAVIDSON N E, et al. Cardiac safety analysis of doxorubicin and cyclophosphamide followed by paclitaxel with

or without trastuzumab in the North Central Cancer Treatment Group N9831 adjuvant breast cancer trial[J]. J Clin Oncol,2008,26(8):1231 -1238.

[14]孙思邈.千金方·心藏脉论[M].长春:吉林人民出版社,1991:422.

[15]吴治恒,张晓岚,龚勇.桂枝甘草龙骨牡蛎汤加减治疗心律失常100例[J].中国民族民间医药杂志,2002(55):84-85.

[16]MORRIS P G,CHEN C,STEINGART R,et al. Troponin Ⅰ and C-reactive protein are commonly detected in patients with breast cancer treated with dose-dense chemotherapy incorporating trastuzumab and lap atinib[J]. Clin Cancer Res,2011,17(10):3490-3499.

[17]李翠荣,张大玲.乳腺癌病人放射性皮肤损伤的预防与护理探讨[J].护士进修杂志,2009,24(10):950-951.

[18]殷蔚伯,余子豪,徐国镇.肿瘤放射治疗学[M].北京:中国协和医科大学出版社,2008:652.

[19]SCHUBERT L K,GONDI V,SENGBUSCH E,et al. Dosimetric comparison of left-sided whole breast irradiation 3-DCRT,forward-planned IMRT,inverse-planned IMRT,helical tomotherapy,and topotherapy[J]. Radiother Oncol,2011,100(2):241-246.

[20]罗定存.乳腺钼靶定位、手术活检在乳腺癌诊断中的应用[J].中华普通外科杂志,2003(12):725.

[21]沈镇宙,张亚伟.乳腺癌外科治疗的回顾和展望[J].中国实用外科杂志,2000,20(1):39-40.

第九章　乳汁分泌异常性疾病

楼丽华中医乳房病学

乳汁分泌异常性疾病是乳房疾病中的常见病和多发病。本章主要讲述产后乳汁少及乳汁自出、非产褥期闭经-溢乳综合征。产后乳汁分泌异常常因哺乳不当、情志抑郁、产妇失调养等所致,失治或误治往往会导致乳腺炎等。而闭经-溢乳综合征多因肝郁火旺、脾虚湿困、肝肾阴虚等所致,失治或误治可致内分泌失调,其则引起良性肿瘤转为恶性肿瘤的可能。西医药治疗副作用大,治疗效果不佳,中医药有其显著特色。

楼师在治疗本类疾患时,本着"治病求本,辨证论治,内外结合"的原则,对于产后乳汁少及乳汁溢出,以补虚、温阳、化瘀、悦神为治则,配合外敷、按摩等;对于非产褥期闭经-溢乳综合征,以健脾化痰、滋补肝肾为治则,临床实践已取得良好的治疗效果。

第一节　产后乳汁少

产后乳汁少是指产后乳汁甚少或全无,不够喂哺婴儿,又称产后缺乳。好发于产后 2～14 天内,也可发生在整个哺乳期。本病除少数因乳腺发育不良外,多因产后调理不当,营养不良,乳汁生成减少;或因产妇焦虑、抑郁等不良情绪抑制垂体分泌催乳素;或因哺乳方法不当,开乳过迟,未按需哺乳;或早产儿或先天性腭异常儿吸吮力弱,排空不畅所致。

【病因病机】

中医学认为,产后乳汁减少多因妇人脾胃素虚,或思虑伤脾,或产后失血过多,导致气血亏虚,乳汁生化之源不足,故而无乳可下;或因产后忧郁寡欢,情志不舒,肝郁气结,气机不畅,乳络不通,乳汁壅闭不行,导致乳汁缺少;或素体脾肾阳虚,水湿不化,反变湿成痰,则痰气壅阻乳络;或产后膏粱厚味,脾失健运,水谷乳汁不行而致乳少。《诸病源候论》曰"产后无乳汁候",首先提出了今夜暴竭,经血不足可导致无乳汁。《妇人大全良方》云:"凡妇人乳汁或行或不行者,皆由气血虚弱,经络不调所致也。"《景岳全书·妇人规》提出了"肥胖妇人痰气壅盛,乳滞不来"的观点。《傅青主女科》曰:"妇人产后绝无点滴之乳,人以为乳管之闭也,谁知是气与血之两涸乎……气旺则乳汁旺,气衰则乳汁衰,气涸则乳汁亦涸。""少壮之妇,于生产之后,或闻丈夫之嫌,或听翁姑之诮,遂致两乳胀满疼痛,乳汁不通,人以为阳明之火热也,谁知是肝气之郁结乎。"这对本病的病因论述颇详。

概括其病因病机主要有:

(1)气血虚弱 脾胃素虚,或思虑伤脾,或产后失血过多,导致气血亏虚,乳汁生化之源不足,故而无乳可下。

(2)肝郁气结 产后忧郁寡欢,情志不舒,肝郁气结,气机不畅,乳络不通,乳汁壅闭不行,导致乳汁缺少。

(3)痰气壅阻 或素体脾肾阳虚,水湿不化,反变湿成痰,则痰气壅阻乳络,聚湿成痰;或产后膏粱厚味,脾失健运,水谷乳汁不行而致乳少。

【诊断依据】

1.临床表现

(1)症状 产后开始哺乳即见乳汁量少、清稀,甚至点滴全无,乳房无胀痛;或产后乳汁不行,或行而其少,乳房无胀痛或感胀闷;或哺乳期乳汁本足因突然高热或七情过极后乳汁减少不足以喂养婴儿。

(2)体征 乳房多柔软,皮色不变;少数可出现乳房胀痛,或伴有结块,皮色不变,或皮肤微红,甚或潮红。

（3）并发症　一般较少发生并发症。若因乳腺导管堵塞或不良哺乳习惯（如不按需哺乳、乳汁不排空），致哺乳未能排空等所致者，可并发积乳囊肿。另外，如乳汁淤积，则易继发感染，由此并发急性乳腺炎。

2.实验室检查

（1）性激素检查　多次催乳素比较有下降。

（2）血常规、CRP检查　继发感染时可有白细胞计数及中性粒细胞计数升高，CRP检测在细菌性感染疾病诊断中具有重要的临床意义，类似白细胞计数，且更敏感，结果稳定。

3.辅助检查

B超检查：观察患侧乳房内有无肿块、肿块大小及回声性质，以判断肿块性质和是否成脓等。

【诊断规范】

诊断参照国家中医药管理局颁布的《中医病症诊断疗效标准》（ZY/T001.2-94）。

（1）产后排出的乳汁量少，甚或全无，不够喂养婴儿。

（2）乳房检查松软，不胀不痛，挤压乳汁点滴而出，质稀；或乳房丰满，乳腺成块，挤压乳汁疼痛难出，质稠。

（3）排除因乳头凹陷或乳头皲裂造成的乳汁壅积不痛，哺乳困难。

【鉴别诊断】

产后乳汁减少需与积乳症相鉴别。积乳症指产后乳汁正常排出障碍，乳汁淤积于导管内，临床可表现为疼痛伴有乳房结块，乳汁不出，常为急性乳腺炎的前期表现。

【辨证论治】

1.气血虚弱证

证候：产后哺乳时乳汁不足，甚或全无，乳房无胀感而柔软，乳汁量少、清稀。伴面色无华，神疲倦怠，纳食量少。舌质淡白或淡胖，苔薄白，脉细弱。

治法：益气养血，佐以通乳。

方药：八珍汤加味。药用太子参、黄芪、当归、川芎、白芍、熟地、王不留行、炙甘草、路路通、通草、猪蹄等。

2.肝郁气滞证

证候：产后突然七情所伤，乳汁骤减或点滴皆无，乳汁量少质稠，乳房胀硬而痛，或伴结块，或有微热。伴有精神抑郁，嗳气频频，胸胁胀满，食欲减退。舌质暗红或边尖红，苔黄，脉弦细。

治法：疏肝解郁，通络下乳。

方药：柴胡疏肝散加减。药用柴胡、陈皮、川芎、路路通、丝瓜络、香附、甘草。对于乳房胀硬、局部微红者，加穿山甲、白芥子。

3.痰气壅阻证

证候：乳汁稀少，或点滴皆无，乳房丰满，按之柔软无胀感。伴形体肥胖，胸闷呕恶，或食多乳少，或大便稀溏。舌质淡胖，苔白腻，脉滑。

治法：健脾化痰，佐以通乳。

方药：漏芦散加减。药用黄芪、白术、茯苓、漏芦、瓜蒌、陈皮、半夏、通草、王不留行、穿山甲等。对于身热、口苦、苔黄者，加黄芩。

【外治方法】

(1)葱白若干煎汤，熏洗乳房，每日1次。

(2)对于乳房胀硬肿痛者，可外敷金黄膏。取适量外敷于患处，每日更换1次。

【其他治疗】

针灸治疗：辨证用穴，针药合用，能够提高药物疗效。主穴：取膻中、乳根、少泽。[1]对于肝郁气滞者，加太冲、期门；对于气血虚弱者，取中脘、足三里；[2]对于失血过多者，加肝俞、膈俞；对于胸胁胀满者，加期门；对于痰气壅阻者，加中脘、丰隆、足三里。虚证用补法，实证用平补平泻法。留针15～20分钟，每日1次。

【预防调护】

(1)产妇宜保持乐观舒畅的心情,生活规律,睡眠充足。

(2)合理安排饮食,既要加强营养,又不宜过分油腻。多食猪蹄、鲫鱼、鸡汤、排骨汤等食物。痰气壅阻者,宜进食通乳素汤,如金针菇汤等。

(3)局部护理。保持局部清洁,及时纠正乳头凹陷,若乳头凹陷或皲裂,哺乳困难者,可罩橡皮乳头协助哺乳。

(4)养成良好的哺乳习惯,产后及早吸乳,定时哺乳,一般2～3小时哺乳1次,每次哺乳前进行热敷按摩,以促使乳汁顺利排出。哺乳时尽量排空乳汁,以防乳汁淤积乳房。[3]

【疗效标准】

综合疗效评定参照国家中医药管理局颁布的《中医病症诊断疗效标准》(ZY/T001.2-94)。

治愈:乳汁分泌正常,能正常哺乳。

好转:乳汁分泌增多,或乳汁分泌正常,但量少不够喂养婴儿。

无效:乳汁分泌无改变。

【楼丽华名中医谈】

楼师认为,妇人以血为本,孕、产、乳均以血为用,另外产妇多虑,产后常以多虚、多瘀、气滞为基本病机,故产后乳汁少宜兼顾补虚、温阳、化瘀和悦神4个方面。

"多虚",首先是指产妇大量失血,阴血骤然损伤,加之产妇"多汗出","亡血复汗"则必然耗伤津液,故阴血和津液多虚。而津血为乳汁的主要来源,津血既亏,自然乳汁的化生乏源。故妇人产后首当补虚。其次,分娩中多伤阳气,且《黄帝内经》述乳房为阳明所司,乳头为厥阴所司,乳房病的发生多与足阳明胃经、足厥阴肝经有关。《黄帝内经太素·任脉》曰:"手足少阴太阳多血少气,以阴多阳少也。手足厥阴少阳多气少血,以阳多阴少也。手足太阴阳明多血气,以阴阳俱多故也。"此两经脉均以阳多为主,故治疗上应从恢复其生理状态入手,以温阳为妥。

　　"多瘀",是指产后阴道出血,离经之血即为瘀血,故而成产后瘀血之证。故分娩之后宜服用生化汤一二剂,预防产后易瘀、多瘀。

　　"气滞",是指产妇产后多忧思过度,睡眠不足,情志不舒,肝郁气结,气机不畅,致乳络不通,乳汁壅闭不行,故而乳汁缺少,治疗上宜悦神。

　　气血津液,补则生化有源,温则乳络通畅,化瘀则气血通畅,悦神则血运有力,乳汁分泌亦如此。故综合中医防治产后乳汁少,宜补虚、温阳、化瘀、悦神,四者兼顾,相辅相成。

【文献选读】

　　(1)《诸病源候论》(隋·巢元方)曰:"产后无乳汁候。"

　　(2)《妇人大全良方》(宋·陈自明)曰:"凡妇人乳汁或行或不行者,皆由气血虚弱,经络不调所致也。"

　　(3)《景岳全书·妇人规》(明·张景岳)曰:"肥胖妇人痰气壅盛,乳滞不来。"

　　(4)《傅青主女科》(清·傅山)曰:"妇人产后绝无点滴之乳,人以为乳管之闭也,谁知是气与血之两涸乎……气旺则乳汁旺,气衰则乳汁衰,气涸则乳汁亦涸。""少壮之妇,于生产之后,或闻丈夫之嫌,或听翁姑之诤,遂致两乳胀满疼痛,乳汁不通,人以为阳明之火热也,谁知是肝气之郁结乎。"

　　(5)《黄帝内经太素·任脉》(隋·杨上善)曰:"手足少阴太阳多血少气,以阴多阳少也。手足厥阴少阳多气少血,以阳多阴少也。手足太阴阳明多血气,以阴阳俱多故也。"

(刘明英)

第二节　产后乳汁自出

　　产后乳汁自出是指产妇在哺乳期间,乳头不经婴儿吮吸,乳汁自动流出。本病归属于中医学"乳漏"或"乳汁自涌"范畴。但是,有的产妇体质健壮,气血旺盛,乳汁充沛,乳房饱满由满而溢,则不属病态。

【病因病机】

中医学认为,产后乳汁自出为气血不足,不能摄纳或肝郁化火,迫乳外溢。《经效产宝·产后乳汁自出方论》曰"产后乳汁自出,盖是身虚所致,宜服补药以止之",明确指出了身虚乳汁自出的机制和用补的治法。《景岳全书·妇人归·卷三十九》继承和发扬了前人乳汁自出的理法方药,指出"产后乳汁自出,乃阳明胃气之不固,当分有火无火而治之,无火而泄不止,由气虚也,宜八珍汤、十全大补汤;若阳明血热而溢者,宜保阴煎或四君子汤加栀子;若肝经怒火上冲,乳胀而溢者,宜加减一阴煎;若乳多胀痛而溢者,宜温帛熨而散之"。

张景岳把乳汁自出分为阳明胃气不固、阳明血热、肝经怒火上冲三大类,并出具方药,而认为乳多胀痛而溢者不适病证,未出方药,而仅用温熨的方法。他主张实者不从肝火治,从肾阴着手,滋水涵木,较之清肝者胜一筹。这些宝贵的理论至今仍具有指导意义。《女科经纶》提出"手太阴肺经,出于云门穴,穴在乳上,……归于足厥阴肝经,入于期门穴,穴在乳下,出于上,入于下,肺领气,肝藏血,乳正居于其间也",开辟了治肺治肝两者合治的方法。由此可见,"乳汁自出"首先由《经效产宝》提出,宋代陈自明提出了虚证的机制和方药。明代张景岳完善了其机制和治疗方药,并为今天所沿用。

概括其病因病机主要有:

(1)禀赋不足　脾肾亏虚,胎元薄弱,管摄无权,乳汁自出。

(2)劳倦内伤　或因产后劳倦,饮食不节,脾失健运,或因产后耗伤气血,不能摄纳经血,则乳汁自出。如《校注妇人良方》云:"产后乳汁自出,乃胃气虚。"

(3)情志因素　也有因产后郁怒伤肝,肝郁化热,肝火亢盛,疏泄太过,热迫乳自出。如《胎产心法》云:"肝经怒火上冲,乳胀而溢。"

【诊断依据】

临床表现有:

(1)不在哺乳时,乳汁不经婴儿吮吸或挤压而自动流出;乳汁的颜色一般为白色或黄白色,乳房无结块。

(2)可见双侧乳头或一侧乳头乳汁点滴而下,渗湿衣衫,乳房松软不胀或稍胀。

【鉴别诊断】

产后乳汁自出需与乳泣及闭经-溢乳综合征相鉴别。

(1)乳泣　乳泣为孕期乳汁自动流出,而产后乳汁自出则发生在哺乳期,发生的时间有别。

(2)闭经-溢乳综合征　闭经同时见乳汁溢出,且乳汁不多,常在挤压乳头时挤出一些乳汁,也有自动溢出者,常伴有不孕。该综合征属月经病范畴,而非产后病。

【辨证论治】

1.气血亏虚

证候:产后乳汁自出,量少质清稀,乳房柔软无胀满,面色少华,神疲气短,或动则心悸。舌淡,苔薄,脉细弱。

治法:补气养血,佐以固摄。

方药:八珍汤加减。党参、白术、茯苓、熟地、白芍、当归、芡实、黄芪、五味子、甘草。对于口干烦渴者,加石斛、麦冬;对于睡眠差者,加酸枣仁、首乌藤、合欢皮。若久治不愈,可试用断奶法:神曲或生麦芽(需重用)、生山楂,煎水频服。

2.肝郁化火

证候:产后乳汁自出,质较稠,乳房胀痛,精神抑郁或急躁易怒,甚或心烦少寐,口苦咽干,便秘尿黄。舌质红,苔薄黄,脉弦数。

治法:疏肝解郁,清热泻火。

方药:丹栀逍遥散加减。对于乳汁质稠量多者,加生麦芽、通草;对于大便秘结者,加大黄、瓜蒌;对于尿黄不寐者,加柏子仁、首乌藤。

【其他治法】

1. 外治法

用热水或葱汤熏洗乳房,或用橘皮煎水湿敷乳房,可起到宣通气血的作用;元明粉200g,摊放于纱布袋中,外敷乳房,每日1～2次。

2. 中成药

使用补中益气丸补中益气,固涩敛乳;加味逍遥丸疏肝清热。

3. 针灸

取穴膻中、气海、少泽、乳根、膈俞、行间固摄止乳。加取足三里、脾俞、胃俞、肺俞、心俞补脾益气,固摄止乳,针用补法加灸,适用于气血两虚证。加取太冲、中都、期门、肝俞、肩井、足临泣以疏肝解郁止乳。针灸并用,针用泻法,适用于肝经郁热证。

【预防与调护】

(1)加强营养,宜食营养丰富之品,忌食辛辣动火及甘腻助湿生痰之物。

(2)节制饮食,必要时暂不直接哺乳,可将溢出之乳暂用乳瓶储存以哺喂,但要注意乳汁和乳瓶的清洁。

(3)加强情志护理,注意产褥保健,解除对哺乳的思想负担,切忌恼怒、抑郁。

(4)注意休息,切忌操劳过度。

(5)上衣宜宽松适度,不宜过紧,以免乳房受压,乳汁外溢更多。

(6)乳汁外溢时,除用毛巾外加用乳罩;保持乳头清洁;防止染湿衣服。

(7)养成定时哺乳习惯,对哺乳不尽或当乳房有胀痛时,可适当定时挤乳,从乳房基底部向乳晕方向挤压,按摩后排乳,以防止发生乳腺炎。

【楼丽华名中医谈】

楼师认为,产后乳汁自出主要由于胃气虚,治之以补气为主,养血为辅,补血药不可过于滋腻,以防伤胃碍脾,脾胃为后天之本,气血生化之源,为防止产后出现泌乳异常,首先要保证脾胃具有良好的消化吸收功能,产后饮食宜清淡,且要保证营养。产妇要有乐观的情绪,精神愉悦,睡眠充足,这样才能保证有效、健康地哺乳,既有利于产妇产后康复,又有利于婴儿健康成长。另外,需要提醒产妇注意的是:若产后出现乳汁自溢,伴见血性液体,乳房有结块,应警惕乳腺癌,须及时到医院检查。

如若辨证准确,用药得当,仍漏乳不止,或不欲哺乳者,可用通经回乳之法,如能达到月经来潮,其乳汁外溢者自已。

目前,对于中医治疗"产后乳汁自出"的报道不多,顾文忠[4]辨治胃火亢盛,肝经郁热证产后乳汁自出1例,方用白虎汤+丹栀逍遥散加减。丛丹凤等[5]从调和营卫、益气养血入手辨证治疗产后乳汁自出1例。因此,本病的治疗首先要辨清虚实,治法应本着"虚者补之""热者清之"的原则,以益气补血与疏肝清热分治之。

另外,以下几种膳食疗方可供患者选用。

黄芪羊乳芡实汤:黄芪、芡实各10g,羊乳100g。将黄芪、芡实加适量清水煮沸后,再煮5~10分钟,去渣取汁,兑入羊乳,煮沸顿饮,每日1剂,可益气养血摄乳。

参莲枣粥:人参粉3g,莲子100g,大枣10枚,大米50g。将莲子、大枣、大米加清水适量煮粥,待熟时调入人参粉,再煮1~2分钟服食,可益气健脾摄乳。

香附芡实枣粥:香附10g,芡实15g,大枣10枚,大米50g。将香附水煎取汁,加芡实、大枣、大米煮粥,每日1剂,晨起温服,可益气健脾摄乳。

【文献选读】

(1)《景岳全书·妇人规·卷三十九》(明·张景岳)曰:"产后乳汁自出,乃阳明胃气之不固,当分有火无火而治之,无火而泄不止,由气虚也,宜八珍汤、十全大补汤;若阳明血热而溢者,宜保阴煎或四君子汤加栀子;若肝经怒火上冲,乳胀而溢者,宜加减一阴煎;若乳多胀痛而溢者,宜温帛熨而散之。"

(2)《女科经纶》(清·萧埙)曰:"手太阴肺经,出于云门穴,穴在乳上,……归于足厥阴肝经,人于期门穴,穴在乳下,出于上,人于下,肺领气,肝藏血,乳正居于其间也。"

(李娟娟)

第三节 闭经-溢乳综合征

闭经-溢乳综合征是指非产褥期女性或产妇停止哺乳1年后，出现单侧或双侧乳头持续性溢乳，且伴有闭经的内分泌失调症，系由高催乳素血症引起的疾病之一，常见于不孕的患者。[6]闭经-溢乳综合征可发生于分娩与流产后，也可发生于与妊娠无关的任何时候，发病年龄多在18～36岁。临床表现以闭经、溢乳为主要症状。此病多见于高催乳素血症，是由于血清催乳素水平的升高导致下丘脑—垂体—卵巢轴功能失调，使垂体促性腺激素释放功能受到抑制，促卵泡激素、黄体生成素分泌减少，同时卵巢甾体激素的分泌亦明显减少，从而导致闭经，乳汁溢出。[7]近年来，随着血液放射免疫检验（radioimmunoassay，RIA）的应用和普及，使本病的诊断率明显提高，引起众多医家的重视。导致闭经-溢乳综合征的病因有以下几种：垂体肿瘤、药物影响（如多巴胺、雌激素、组胺类等）、原发性甲状腺功能低下、特发性闭经-溢乳综合征及其他原因。[8]目前，西医多采用溴隐亭治疗本病，促使催乳素抑制因子分泌以阻止催乳素的释放，其疗效肯定，但副作用大，价格昂贵，停药后容易复发，患者难以坚持治疗。而中医治疗本病有极大的优势。

【病因病机】

中医学中并无本病名，根据其临床特征可归属于"闭经""乳泣"范畴。如明代医家薛立斋曰"血者，水谷之精气也，调和于五脏，洒陈于六腑，在男子则化为精，在妇人则上为乳汁下为月水"，阐明了月经与溢乳的关系。《济阴纲目》中"乳病门"记载"有未产前乳汁自出者，谓之乳泣，生于都不育……"，指出了溢乳与月经失调的关系。

中医学认为，乳房属胃，乳头属肝，经乳同源，均为气血所化生。冲为血海，隶于阳明，又为肝脉所属，均能"导气而上，导血而下"。《胎产心法》指出："肝经怒火上冲，乳胀而溢。"《女科撮要》云："夫经水者，阴血也，属冲任二脉所主，上为乳汁，下为血水。"《妇人良方·产后乳出方论》记载："未产而乳自出，谓之乳泣。"祖国医学认为，乳汁由精血、津液所化，赖气以行。《景岳全书·妇人规》云："妇人乳汁，乃冲任气血所化。"精血津液充足,方能化生足够的乳汁。由于肝肾亏虚,肾水不足,胞宫失养,胞宫虚则有藏无泄、气血紊乱、胞脉不利,气血逆入乳房化为乳汁,而见闭经、溢乳。肝主疏泄,肝肾功能互补,生化同源。因此,肾气充盈,肝气调达,冲任通调则经乳如常。故肾—冲任—胞宫之间平衡才能维持正常月经及生殖生育。清代叶天士首先提出:"女子以肝为先天。"《胎产心法》云:"肝经上冲,乳胀而溢。"两者指出郁怒情志不遂,则肝气郁结化火,疏泄太过,致乳汁妄行而自溢。综上所述,历代医家认为本病的发生与肝、肾、脾、胃及冲任密切相关。

概括其病因病机主要有:

(1)肝郁火旺　情志抑郁,肝气郁结,使得冲脉之气失于调畅而里急,冲气无由下达,血不化经而上逆为乳。肝郁疏泄失职,气血逆乱失于调畅,血不循常道下归血海为经反上逆乳房,迫乳外溢,日久化火,一则克伐脾土,生化乏源而闭经;二则疏泄失常,乳汁当止不止而见溢乳。

(2)脾虚痰湿　脾胃为后天之本,气血生化之源。因劳倦过度,饮食不洁等伤及脾胃,气血无以化生,生化乏源,月事当至不至而见闭经。脾胃亏虚,运化失常,而生痰浊。古人有怪病从痰治之说,溢乳实系痰浊。

(3)肝肾阴虚　先天禀赋不足,房劳伤肾,精血亏虚,肾阴不足,冲任虚损,不能汇集阴血按时下注胞宫,故经闭不行,血不归正则溢乳。肝肾同源,肾阴不足,可致肝阴亏虚,阴虚火旺,迫乳外泄,故而溢乳。

【诊断依据】

1.临床表现

(1)溢乳　溢乳为最早出现的症状,大多数呈间歇性,也可为持续性,溢乳量一般较少,挤压乳房时才有少量的白色乳汁滴出。患者乳房丰满,无压痛。

(2)月经异常　月经稀发致闭经,闭经多呈持续性,如在青春前期发病,则为原发性闭经,伴第二性征不发育;成年妇女发病则表现为子宫萎缩、性功能减退、不孕。

(3)伴随症状　可有体重的增加、水肿、肢端肥大、毛发脱落、皮脂溢出。随着垂体瘤的发展可出现不同程度的头痛、视力障碍以及脑神经损害等。

2.实验室检查

(1)性激素检测　催乳素测定是最主要的诊断方法。正常育龄妇女血清中催乳素为 0.046～1.14nmol/L（1～25ng/ml），平均 0.36nmol/L（8ng/ml）。由药物引起者，一般催乳素＜2.28nmol/L（50ng/ml），且停药后迅速恢复正常。催乳素≥4.55nmol/L（100ng/ml），多有垂体催乳素瘤，肿瘤越大，催乳素越高，巨大肿瘤出血坏死时，催乳素可不升高。成年妇女未妊娠时，催乳素＜0.8nmol/L，上午 10:00 左右采血，至少两次测定值均大于1.36nmol/L，方诊断为高催乳素血症。促卵泡激素和黄体生成素处于正常下限或低于正常水平。

(2)甲状腺功能检查　甲状腺功能减退者，促甲状腺激素水平可能增高，甲状腺激素 T_3、T_4 水平低。

(3)垂体—卵巢功能轴检查　阴道涂片可见雌激素水平常呈低落状态。基础体温单相型或呈现黄体功能不足。黄体酮试验可呈阳性。雌二醇测定水平偏低。

3.辅助检查

X 线头颅侧位摄片。蝶鞍正侧位体层摄片，了解蝶鞍有无扩大、破坏，有无垂体肿瘤存在。CT 与磁共振诊断垂体瘤准确率相仿。

【鉴别诊断】

需与乳腺导管内乳头状瘤、原发性甲状腺功能低下相鉴别。

(1)乳腺导管内乳头状瘤　临床表现主要为乳头异常溢液，伴或不伴乳房肿块，无月经稀发或者闭经症状，可对乳头溢液行纤维乳管镜、X 线乳腺导管造影检查及细胞学检查，以明确诊断。

(2)原发性甲状腺功能低下　测定甲状腺功能低下，血清催乳素浓度并不升高，伴有全身症状如面色苍白、表情淡漠等，使用甲状腺激素治疗有效。

【辨证论治】

1.脾虚痰湿

证候:乳房单侧或双侧自行溢乳或挤出乳汁，形体肥胖，月经后期，量少,渐至闭经,不孕,伴有胸闷腹胀、纳呆便溏、口中淡腻等全身症状。舌质淡胖,边有齿痕,苔薄白或白腻,脉滑或缓滑。

治法:健脾和胃,祛痰利湿。

方药:参苓白术散(《太平惠民和剂局方》)加减。黄芪、淮山药、茯苓、太子参、炒麦芽、生麦芽、白术、白芍、白扁豆、佛手、山楂、莱菔子、半夏、天南星、菖蒲。对于口干者,加玉竹、黄精、芦根;对于口苦者,加黄芩、黄连。

2.肝郁火旺

证候:乳房单侧或双侧乳汁自溢,其量较多,质浓稠,闭经,不孕,伴有乳房胀痛、胁胀、烦躁易怒、头晕目眩、口舌干燥、失眠多梦等全身症状。舌淡红,苔薄黄,脉弦数。

治法:疏肝解郁,调摄冲任。

方药:柴胡疏肝散(《医学统旨》)加减。柴胡、郁金、陈皮、白术、茯苓、仙茅、仙灵脾、白芍、三棱、莪术、川芎、牛膝、牡丹皮、栀子。对于失眠多梦者,加首乌藤、柏子仁、鬼箭羽;对于便秘者,加制大黄。

3.肝肾亏虚

乳房单侧或双侧乳汁自溢或挤出乳汁,月经初潮晚,或月经量少,渐至闭经不孕,伴有头晕耳鸣、腰膝酸软、五心烦热等全身症状。舌红,脉弦细。

治法:滋补肝肾,抑乳调经。

方药:天王补心丹(《摄生秘剖》)加减。生地、赤芍、麦冬、黄芪、玄参、知母、远志、茯苓、天冬、菟丝子、枸杞、巴戟天。对于腰膝酸软者,加杜仲、桑寄生;对于潮热盗汗者,加白薇、地骨皮、淮小麦、糯稻根。

【其他治疗】

针灸治疗:辨证用穴,针药合用,能够提高药物的疗效。主穴:取期门、公孙、足临泣、少泽为主要止乳穴,足三里、关元、子宫、乳根为通经局部穴,结合全身辨证选穴。脾虚痰湿取穴:脾俞、丰隆;肝郁火旺取穴:太冲、肝俞;肝肾亏虚取穴:肾俞、三阴交、太溪。刺法:用平补平泻或捻转补泻手法。

【预防调护】

针对药物引起的乳头溢液,在消除药物时观察溢液是否减少或消失。

对于垂体催乳素瘤,不应首选手术治疗或放射治疗,因为这两项治疗对下丘脑—垂体的正常功能干扰大,手术后的性腺功能恢复率低,而且有促使良性肿瘤转为恶性肿瘤的可能。

【楼丽华名中医谈】

楼师根据该病的临床表现(闭经、溢乳,伴或不伴不孕),结合古代医家对该病的认识及医籍对该病的记载,概括了该病的病因病机及相应的治疗方法。

1.病因病机

中医古籍对本病无单独记载,根据其临床特征可归属于"闭经""乳泣"范畴。《竹林女科》曰:"乳众血枯。"《女科经论》有"若未产而乳汁自出者,谓之乳泣,生子多不育"的说法。《女科撮要》云:"夫经水者,阴血也,属冲任二脉所主,上为乳汁,下为血水,气血冲和,经乳则各行其道。"明代薛立斋云:"血者,水谷之精气也,和调五脏,洒陈六腑,在男子则化为精,在女子上为乳汁,下为月水。"《胎产心法》云:"肝经怒火上冲,故乳胀而自溢。"《济阴纲目》"乳病门"曰:"未产前乳汁出者谓之乳泣,生子都不育,经带尚未论及……肝脾郁怒用加味归脾汤。"《王旭高医案》阐述:无孩子而下乳,谓之乳泣,此非血之有余,乃血不循其道下归冲脉以为月水,反随肝气上入乳房变为乳汁,开创了中医治疗闭经-溢乳综合征的先河。《丹溪心法》云:"若是肥盛妇人,享受甚厚,态于酒食之人,经水不调,不能成胎,谓之躯脂满溢,闭塞子宫,宜行湿燥痰。"《校注妇人良方》记载:"产后乳汁自出,乃胃气虚。"清代傅山在《傅青主女科》中则强调闭经与肾的关系,指出"经水出诸肾","经水早断,似乎肾水衰涸"。

中医学认为,乳头属肝,乳房属胃,经乳同源,同为精血所化,气血调和,经络通畅,气血应期下注冲脉为月经。冲为血海,隶于阳明,又为肝脉所属,能"导气而上,导血而下"。肾为先天之本,主生殖、藏精,肾精亏虚则冲任失调,血海空虚,无血可下而致闭经。故本病的发生于肾、肝、脾及冲任密切相关,本虚标实之病,肝肾亏虚为致病的重要因素,肝郁气滞是发病的关键,脾虚痰湿是成病之标。

(1)肝肾亏虚为致病的重要因素　经水出诸肾,肾为月经之本。肾藏精,精化血;肝藏血,主疏泄;任主胞宫,冲为血海。肝气条达,疏泄有度,肾精充盈,气血调和,血脉通畅,冲任通盛,血海按时溢泄,月水如期而下。肝失疏泄,气血逆乱,血不循常道下归血海为经,反上逆乳房,迫乳外溢。先天禀赋不足或房劳伤肾,精血亏虚,肾阴不足;冲任虚损,不能汇集诸经之血而下,故经闭不行。肝肾同源,肾阴不足,可致肝阴亏虚,阴虚火旺,迫乳外泄,故而溢乳。

（2）肝郁气滞是发病的关键 乳房乃肝经所过之处,子宫亦肝经所系,而冲任两经将其上下维系,肝脉通则气机运,冲任调。肝气条达,疏泄有度,肾精充盈,气血调和,血脉通畅,冲任通盛,血海按时溢泄,月水如期而下。肝失疏泄,气血逆乱,血不循常道下归血海为经,反上逆乳房,迫乳外溢。肝肾一体,精血同源。肝郁及肾,肝肾精亏,血海空虚,月水不能如期而至则致月经后期,甚或闭经。若肝旺不舒,郁而化火,一则克伐脾土,生化乏源则血海亏虚,月事当至不至而见闭经;二则疏泄失常,气血不能下行以为经血,反而上冲化为乳汁,故乳汁当止不止而见溢乳。肝为刚脏,气郁日久则化火,气火偏旺,则迫乳外溢。

（3）脾虚痰湿是成病之标 脾主生血,肝主藏血;脾主统血,肝主疏泄,且乳房属胃,与脾相关,乳头属肝,若脾胃健运生化有源,肝气条达运行舒畅,则乳汁、月事运行有时,当至则至,当止则止。因劳倦过度、饮食不洁等伤及脾胃,气血无以化生,生化乏源,月事当至不至而见闭经。脾胃亏虚,运化失常,而生痰浊。痰湿阻滞冲任,脾被困扰,肝经失其条达,血海滞留,出现经血不能下行而上溢为乳。

2.治疗原则

本病病因病机是肝郁火旺,脾虚痰湿,肝肾亏虚,故治疗原则是疏肝清火,健脾化痰,培补肝肾。

3.中医辨治特色

辨病辨证相结合。闭经、溢乳是两个症状,在临床上以其为主症的疾病有数种,如垂体的肿瘤、原发性甲状腺功能低下等都可以出现闭经、溢乳的临床表现,据此需要详细询问闭经-溢乳综合征患者病史,借助脑部 CT 或 MRI 及甲状腺功能检测明确本病。闭经-溢乳综合征在临床以闭经、溢乳为主症,多有胸闷烦躁或伴乳房胀痛,或伴头昏腰酸,胸闷腹胀,带下量少。舌质红,脉弦。经分析可知,本证属本虚标实,本虚以肝脾肾亏虚为主,标实是以肝郁或肝经郁火或痰湿为主,且肝旺自始至终贯穿于整个病程变化之中。临床治疗予以疏肝清火,健脾化痰,培补肝肾。

4.用药特色

方中重用炒麦芽至30g,《医学衷中参西录·大麦芽解》谓其"虽为脾胃之药,而实善疏肝气"。现代药理研究发现[9],麦芽中含有类似溴隐亭样物质,具有拟多巴胺激动作用,通过调节性腺轴功能紊乱,抑制催乳素分泌;有学者研究不同炮制麦芽对哺乳期母鼠乳腺的作用,发现用生麦芽组母鼠血清催乳素水平高,与其他组比较,差异具有统计学意义($P<0.05$)。[10]方中用莱菔子抑乳,文献报道,将30g莱菔子打碎,水煎服,分21次温服,此为1天的量。如效果不明显,则可重复应用。一般2~3剂可显效。[11]

【文献选读】

(1)《妇人大全良方·产后乳出方论》(宋·陈自明)曰:"未产而乳自出,谓之乳泣。"

(2)《景岳全书·妇人规》(明·张景岳)云:"妇人乳汁,乃冲任气血所化。"

(3)《王旭高医案》(清·王旭高)曰:"无孩子而下乳,谓之乳泣,此非血之有余,乃血不循其道下归冲脉以为月水,反随肝气上入乳房变为乳汁。"

(赵玲玲)

【参考文献】

[1]隋明凤,赵青.针灸促进产后乳汁分泌的临床观察[J].针灸临床杂志,2004,20(12):28.

[2]陈瑞英.针药结合治疗产后缺乳40例临床观察[J].河北中医,2011,33(2):248-249.

[3]陈少青,伍允俏,蒙顺好,等.产后乳房按摩治疗产妇乳汁分泌不足的疗效观察[J].全科护理,2009,4(2):283-284.

[4]顾文忠.产后乳汁自出治验1例[J].河北中西医结合杂志,1996,

5(4):175.

[5]丛丹凤,李志华.漏乳[J].山东中医杂志,1997,16(11):498.

[6]王世阆.闭经溢乳综合征[J].实用妇产科杂志,1989,5(3):120－121.

[7]李小叶.金季玲治疗闭经-溢乳综合征验案1则[J].山西中医杂志,2010,26(7):42.

[8]冯光荣,杨建萍,袁雪莲.谈闭经溢乳综合征的辨证论治[J].河南中医杂志,2009,29(2):157－158.

[9]赵福玉.中药治疗高泌乳素血症的临床研究[J].中国妇幼保健,2001,16(11):691.

[10]刘爱如,庄立品,任遵华.麦芽对哺乳期母鼠乳腺的作用[J].山东中医学院学报,1991,15(2):41.

[11]孙庆君.莱菔子用于回乳[J].广西中医药,1992,15(增刊):174.

第十章　乳房皮肤病

楼丽华中医乳房病学

乳房表面的皮肤疾病很多,而且表现各不相同,基本上人体其他部位会发生的皮肤疾病,在乳房上也会发生。有些皮肤损害,如乳头湿疹,还容易与乳房湿疹样癌相混淆,导致误诊。但是,乳房皮肤疾病最常见的还是乳头湿疹和乳房带状疱疹。

楼师通过多年的临床实践,积累了丰富的乳房皮肤疾病中医药调治经验,形成了独到的中医药治疗乳房皮肤病的思路与方法。治疗标本兼顾,内外兼治,取得了满意的效果。

第一节　乳房湿疹

乳房湿疹(breast eczema)属于湿疹的一种类型,是复杂内因和外因激发的一种发生在乳头及乳晕处皮肤的非特异性过敏性炎症,系由迟发型变态反应导致的急性、亚急性或慢性炎症性皮肤病。男女均可发病,年轻女性居多,但以哺乳期妇女多见,大多数为双侧病变,部分患者为单侧。多表现为双侧乳房湿疹样变,可出现红斑、渗出、糜烂、结痂,乳晕乳头处皮肤增厚、脱屑,亦可出现乳头皲裂、重度糜烂,甚至继发细菌感染或真菌感染,但乳头不会变形,更不会因糜烂而导致乳头消失。有时可与身体其他部位皮肤损害同时发生。

古代中医之"乳头风"属于本病范畴。"乳头风"病名首见于高秉钧的《疡科心得集》"乳头风,乳头干燥而裂,痛如刀刺,或揩之出血,或流粘水,或结黄脂"。此处仅指乳头处病变,现代中医称湿疹为湿疮,故本病中医称为"乳房湿疮"。楼师长期致力于乳房疾病的临床研究和基础研究,在临床上倡导中医药特色疗法,治疗乳房湿疹效果显著。

【病因病机】

1. 西医认识

(1)病因 乳房湿疹病因复杂,多是外源性因素与内源性因素相互结合、相互作用的结果。①外源性因素。机体暴露于外界,尘埃、花粉、日光、寒冷、炎热、潮湿、多汗、摩擦及动物的皮毛碎屑、化学物质、化妆品、人造纤维、染料、塑料制品等均可诱发,某些食物如鱼、虾、蛋、蟹或牛奶等异性蛋白可使乳房湿疹加重。②内源性因素。慢性感染病灶,慢性胆囊炎,慢性扁桃体炎,肠寄生虫,过敏体质,有皮肤病湿疹、食物过敏等特应症的历史,有家族性倾向,代谢、内分泌、消化道功能紊乱,精神过度紧张,躯体过分疲劳,真菌污染等。

(2)病机 本病是内外因素相结合而引起的一种迟发型过敏反应,患者可能具有一定的湿疹素质,在一些因素的激发下发病,因病因复杂,确切的发病机制有待进一步研究。

2. 中医认识

(1)病因 ①情志因素。暴怒或抑郁,肝经火盛,疏泄不畅,郁久化热,与湿相合,化生湿热,蕴阻乳房肝胃之络,外发于肌肤而为该病。②饮食因素。饮食不节,嗜食肥甘厚味,脾胃受损,水湿内生,蕴久化热,脾湿心火湿热交蒸,外发乳房,则为乳房湿疹。③毒热外侵。禀性不耐,婴儿口、脸或乳汁刺激,或胸罩、衣物、化妆品等反复接触,毒热入侵乳房肌肤,发为本病。

(2)病机 ①肝经湿热。《疡科心得集》曰:"乳头风,……由暴怒抑郁,肝经火郁不能施泄所致,胎前产后俱有之。"其认为本病由肝经火郁不得疏散而致。情志不畅,暴怒或抑郁,肝经火郁,疏泄不畅,与湿相合,化生湿热,肝热与湿相合,蕴阻乳房肝胃之络,外发于肌肤而为该病。②脾虚湿蕴。素体脾虚或饮食不节,嗜食肥甘厚味,脾胃受损,脾失健运,水湿内生,蕴久化热,风携湿热之邪外泄肌肤发于乳房而成本病。③血虚风燥。素体阴血不足,或病久湿热耗损阴血,生风化燥,发为本病。

楼师认为,哺乳期妇女产后体虚,脾虚不运,过食油腻腥发催乳之品,致使湿热内蕴,又外感风湿热邪,内外两邪相搏,充于腠理,浸淫肌肤而发为本病。病机不离"风、湿、热"三邪致病,治疗要标本兼顾,注意化湿、祛风、清热和解毒。

【诊断依据】

1.临床表现

乳房湿疹是一种以乳房皮肤出现红疹(斑)、渗液、结痂和皲裂为主要症状的过敏性炎症病变。临床上根据乳房湿疹发病的速度,将其分为急性乳房湿疹、亚急性乳房湿疹和慢性乳房湿疹3种类型。

(1)急性乳房湿疹　乳房皮肤上一般先出现密集的粟粒状红斑、小丘疹,之后很快变为丘疱疹或小水泡,基底潮红、瘙痒,搔抓后疱疹易破损,出现糜烂面,较多浆液渗出,伴有结痂、糜烂、脱屑等。

(2)亚急性乳房湿疹　症状较急性乳房湿疹轻,多由急性乳房湿疹迁延而来。其病变以乳头、乳晕及周围皮肤出现小丘疹为主,同时伴有鳞屑、糜烂面结痂的表现,局部皮损奇痒难耐并伴有灼热感,夜间症状明显加重。

(3)慢性乳房湿疹　多由急性、亚急性乳房湿疹反复发作、迁延而成。患者的乳头、乳晕部皮肤由于长期受湿疹的侵袭,角质层变厚、粗糙,乳头皲裂,色素沉着,表面覆盖有鳞屑、苔藓样变,伴有渗出液及阵发性瘙痒。哺乳或衣服摩擦时更甚。发生乳房湿疹时,乳头无重度糜烂、变形,也不会因糜烂导致乳头消失。

2.组织病理学

根据乳房湿疹病理变化,临床上可分为以下3期。

(1)急性期　表皮内水疱形成,周围有一定程度的细胞内或细胞间水肿,表皮内炎症细胞浸润,真皮浅层有血管扩张,间质水肿。

(2)亚急性期　表皮内水疱形成,表皮细胞间有炎症细胞浸润,中层棘细胞肥厚,伴有不同程度的角化,真皮内明显的嗜中性粒细胞浸润。

(3)慢性期　不见水疱,棘层显著肥厚伴上皮增生,表皮角化过度,也可有不全角化,表皮内有轻度水肿,真皮内有慢性炎症细胞浸润,小血管增厚可见内皮细胞及胶原纤维增生。

【鉴别诊断】

需与乳头湿疹样癌、接触性皮炎相鉴别。

(1)乳头湿疹样癌 乳头湿疹样癌也称乳腺 Paget 病,临床上以乳头和乳晕的湿疹样表现为特点,以中老年女性多见,偶可发生于男性乳房及其他富含大汗腺的部位,多为单侧发病,乳头、乳晕及其周围呈湿疹样外观,边界清楚,暗红色斑伴渗出、糜烂、结痂,皮肤较硬,晚期乳头开始内陷,被损害甚至完全脱落。此外乳腺 Paget 病亦可不呈现湿疹样变,有报道可表现为肿块状、皮角状。临床上按湿疹或接触性皮炎治疗 6~8 周无效时应想到乳腺 Paget 病,或按湿疹治疗后好转但反复发作者亦应想到 Paget 病。诊断时可以揭去痂皮,用盐水擦拭,分泌物做成刮片,进行细胞学检查,若能找到癌细胞,则可确诊;若为阴性,结合病史动员患者及时做病理切片检查以确诊,根据典型临床表现及组织病理学检查发现单个或成团 Paget 细胞即可做出诊断。有文献报道,病灶皮肤表层组织刮片病理学检查确诊率为 76.8%,而切取活检确诊率能达 100%。[1]

(2)接触性皮炎 有明显的接触物品史,较常见的是乳房局部涂抹风油精、花露水、正红花油或其他药物,局部贴敷橡皮膏,使用深色乳罩等,局部的皮损表现为单一性的丘疹或者小疱,边界清楚,非对称性,去除诱因后皮损很快减轻或消失。

【辨证论治】

1.肝经湿热

证候:发病急,乳头、乳晕周围皮肤红、肿,丘疹、水疱、滋水浸渍,糜烂结痂,基底部潮红,皮损边界弥漫,而波及乳房。乳头皲裂,揩之渗血,奇痒难忍,以湿、热为主。多为急性期,伴情志抑郁或心烦易怒,口苦,大便干结,小便黄赤。舌边尖红,苔薄黄腻,脉弦数。

治法:清热泻火,凉血利湿。

方药:龙胆泻肝汤加减。黄芩、龙胆草、栀子苦寒,清泻肝经实火湿热;

苦参、苍术燥湿祛风止痒；木通清热利湿，使湿热从小便出，所谓"治湿不利小便，非其治也"；生地、赤芍滋阴凉血；柴胡疏肝解郁；甘草调和诸药。对于风、湿、热兼有者，治宜凉血、祛风、清热、除湿，方用消风散加减。中药有苍术、苦参、木通、知母、生石膏（先煎）、防风、牛蒡子、蝉衣、当归、生地、薄荷、白鲜皮等。

2.脾虚湿蕴

证候：皮肤暗红，滋水不多，瘙痒较甚，皮损以浸润、结痂的暗淡色斑片状丘疹为主，少许脱屑、水疱、渗液、糜烂，结成黄色脂痂，亚急性期以湿为主，有的还伴有纳食减少，面色萎黄，便溏溲少。舌淡，苔白腻，边有齿痕，脉濡滑。

治法：健脾除湿，祛风清热。

方药：除湿胃苓汤加减。炒白术、茯苓、薏苡仁、泽泻燥湿健脾，利水渗湿，湿邪既化解于中焦，又渗利于下焦，脾健而湿生无源；厚朴、陈皮芳化行气，气行则湿行；栀子、黄柏苦寒，迅速清除肌肤湿热；益母草一味而兼数功，凉血活血而又解毒利水；白鲜皮、地肤子祛风除湿清热；炙甘草补气而调和诸药。诸药配伍，标本兼顾，协同增效，共奏健脾除湿、祛风清热之功。对于便溏明显者，加砂仁、炒山药，加强健脾止泻之功；对于瘙痒甚者，加苦参，加强除湿祛风止痒之功。

3.血虚风燥

证候：病久，皮肤粗糙肥厚，色暗，乳头、乳晕干燥皲裂，痒痛交加，少许鳞屑，伴口干不欲饮，纳差。舌淡，苔白，脉细弦。

治法：养血润燥，祛风止痒。

方药：四物消风饮加减。生地黄、当归、白芍滋阴养血润燥；白蒺藜、苦参祛风除湿止痒；益母草、丹参活血凉血，既可协助主药滋阴养血之功，又可协助祛风止痒，所谓"祛风先行血"。对于痒甚者，加全蝎、乌梢蛇、珍珠母，搜风重镇止痒；对于肝气不调者，加佛手、柴胡、郁金；对于少寐多梦者，加合欢皮、炒枣仁。

【外治方法】

（1）药物治疗　去除可能病因，如严重湿疹合并哺乳者，可以采用回乳。

局部避免搔痒、热水、肥皂等刺激。急性期可以选用非特异性脱敏药，如特非那定、异丙嗪等，并避免摄入海鲜及其他刺激性食物。对于影响休息与睡眠者，可使用轻型的镇静剂及激素类药物，以减轻局部症状。

（2）局部用药　根据局部皮肤损害而定。对于急性渗出、丘疹者，可用3％硼酸溶液湿敷；对于丘疹、红斑、渗出不多者，可选用新松糊剂、樟硫炉等水粉剂。对于有慢性湿疹者，可用激素类药膏，如氟轻松软膏；对于有皮肤增厚者，可选用硫煤膏等。顽固性湿疹可做局部皮损处浅表 X 线治疗。

【其他治疗】

本病可采取针灸治疗。

（1）体针　取合谷、外关、足三里、三阴交、关元、气海、肺俞、肾俞、乳根。交替针刺，重刺激，留针 10 分钟，每日 1 次。

（2）耳针　取肺、皮质下、交感、肝。重刺激，留针 20 分钟，每日 1 次。

【预防调护】

本病好发于夏季，有过敏体质者多发，婴幼儿的发病率高于成年人。

1. 去除病因

（1）尽管湿疹的病因不易明确，但我们仍应详细询问病史，进行必要的系统检查，尽量找出可能的病因，并加以去除。

（2）有过敏体质者，除在衣、食、往、行等方面尽量避免接触易引起过敏的物质（详见病因中的致敏物）外，还应加强身体锻炼，以便改善过敏体质状态。

2. 避免刺激因素

湿疹一旦发生，患者应尽量避免刺激因素，包括搔抓、开水烫洗、肥皂擦洗、饮酒及进食辛辣食物等，以免加重湿疹的病情。

3. 早诊断，早治疗

根据湿疹的临床特点，如瘙痒剧烈、多形性损害、有渗出倾向、好发于四肢屈侧及容易反复发作，容易做出诊断。趋于密集分布的红色丘疹、丘疱疹伴剧烈瘙痒，有助于湿疹的早期治疗。由于早期湿疹大多属于急性期或亚急性期，因此外用药治疗应循序相应的原则。

古代中医文献无湿疹之病名,根据其临床特征,主要归属于"浸淫疮""湿毒"范畴,又据其发病部位不同而名称各异。如生于小腿的称为臁疮,生于肘窝或腋窝部的称为四弯风,生于阴囊的称为绣球风等,名称不下十余种。对本病的记载最早见于《黄帝内经》,如《素问·至真要大论》论及"病机十九条":"诸痛痒疮,皆属于心。"汉代张仲景在《金匮要略》中指出:"浸淫疮,黄连粉主之。"他首先提出了中医治疗本病之药方。嗣后,历代医家对本病的认识不断加深,如隋代巢元方在《诸病源候论》中记载:"诸久疮者为风湿所乘,湿热相搏,故头面身体皆生疮。"其明确指出风、湿、热三邪为主要致病因素,初步奠定了本病的病因病机基础。明代陈实功在《外科正宗》中补充了饮食不当、内生湿热之病因,并提出使用蛤粉散外治的方法。清代吴谦在《医宗金鉴》中描述:"此症初生如疥,瘙痒无时,蔓延不止,抓津黄水,湿淫成片,由心火脾湿受风而成。"他不仅对本病的临床症状作了较详细的叙述,而且将内因和外因有机地结合起来。以上论述表明,古代医家治疗本病已积累了较丰富的经验。

乳头湿疹是湿疹中一种特殊的类型,古代中医之"乳头风"属于本病范畴。"乳头风"病名首见于高秉钧的《疡科心得集》:"乳头风,乳头干燥而裂,痛如刀刺,或揩之出血,或流粘水,或结黄脂。"此处仅指乳头处病变,现代中医称湿疹为湿疮,故本病中医称为"乳房湿疮"。本病多见于哺乳期妇女,损害局限于乳头,表现为潮湿、糜烂、流滋,上覆以鳞屑,或结黄色痂皮,反复发作可出现皲裂、疼痛、自觉瘙痒,一般不化脓。[2]中医学认为,乳头属肝,乳房属胃。乳头湿疹的病因,外为风毒之邪入络,内为肝郁胃热而致湿热蕴结。其病机以内虚为本,风湿热毒外壅肌肤为标。

楼师认为,哺乳期妇女产后体虚,脾虚不运,过食油腻腥发催乳之品,致使湿热内蕴,又外感风湿热邪,内外两邪相搏,充于腠理,浸淫肌肤而发为本病。治疗要标本兼顾,注意化湿、祛风、清热和解毒。

关于现代中医治疗湿疹的临床报道最早见于1953年。从20世纪60年代起,临床相关文献逐渐增多,有个案报道,亦有百例以上的大样本观察资料,多主张以内服与外治相结合,亦有应用针灸治疗本病的报道。进入八九十年代,在大量实践的基础上,人们对本病的病因病机等方面进行了深入研讨。如对湿疹的病因,历来医家多认为以风、湿、热、毒为主,通过长期临床观察,发现血虚风燥亦为本病的病理机转之一。另外,辨证分型方面正逐步趋向统一。在内服中药与外治法并重的基础上,人们又发掘出针灸、磁疗、单方验方疗法,使疗效进一步提高。目前中医药治疗本病的有效率为80%～90%。

目前乳房湿疹的治疗方法较多,临床上一般以应用糖皮质激素类外用制剂治疗为主。由于该病易复发,乳房部位皮肤相对薄,糖皮质激素类外用制剂治疗较易引起皮肤萎缩和毛细血管扩张等不良反应。中医药外用湿敷治疗皮肤疾病有较长的历史,外用湿敷剂的作用机制是使皮肤和患处的血管扩张,促进局部和周身的血液循环和淋巴循环,改善局部组织营养和全身功能。[3]同时,外敷药可使药物直接作用于病变组织,直接发挥药物的功效,从而达到治疗目的。因此,外用湿敷法既符合中医辨证论治的方法,又突出了中医外治法的优点。

楼师采用中药经验方口服配合煎汤外洗治疗乳房湿疹。对于种种原因致不能或不愿口服中药汤剂者,采用该方外敷治疗。外洗在皮肤局部发挥作用,在局部组织中达到较高浓度,无糖皮质激素外用药物的不良反应。五味消毒饮加减为楼师治疗乳头湿疹的经典方,方中金银花清热解毒,既能外清气分之热,又能内清血分之毒,为方中主药。加栀子、黄芩,善清泻上焦实火清心除烦;泽泻、车前子利肝经湿热,使热从小便而出;蝉蜕祛风止痒;地肤子配白鲜皮增强清热利湿祛风止痒的功效,两者为皮肤科治疗瘙痒性疾病之要药。生地养血益阴,与清热药相伍,意在泻中有补、疏中有养,使邪去而不伤正。

临床观察表明,该方能显著改善患者的皮疹情况和自觉症状,无糖皮质激素类药物的不良反应,在一定程度上可替代糖皮质激素治疗或减少皮质类固醇用量,避免不良反应的发生。全方祛风除湿,清热止痒,切中病机,故药到病除。用法如下:先口服中药,再用药物外洗或湿敷患处,目的是使该药清热解毒、祛湿止痒的功效得到最大限度的发挥,使两者相互结合,相互促进,达到辨证与辨病论治的和谐统一。

【文献选读】

(1)《素问·至真要大论》曰:"诸痛痒疮,皆属于心。"

（2）《金匮要略》（汉·张仲景）曰："浸淫疮，从口流向四肢者，可治；从四肢流来入口者，不可治。""浸淫疮，黄连粉主之。"

（3）《诸病源候论》（隋·巢元方）曰："诸久疮者为风湿所乘，湿热相搏，故头面身体皆生疮。"

（4）《千金要方》（唐·孙思邈）曰："妇人女子乳头生小浅热疮，痒搔之黄汁出，浸淫为长百种，治不瘥者，动经年月，名为妒乳。"

（5）《疡科心得集》（清·高秉钧）曰："乳头风，……由暴怒抑郁，肝经火郁不能施泄所致，胎前产后俱有之。""乳头风，乳头干燥而裂，痛如刀刺，或揩之出血，或流粘水，或结黄脂。"

（师爱梅）

第二节　乳房带状疱疹

带状疱疹是由水痘-带状疱疹病毒引起的累及神经和皮肤的急性疱疹样皮肤病，是一种皮肤上出现成簇水疱、痛如火燎的急性疱疹性皮肤病，中医称之为"蛇串疮"，又名"缠腰火丹""火带疮""蜘蛛疮"等。本病发病部位多位于腰肋部、胸部或头面部，肋间神经及其走行区域的皮肤是本病好发部位。乳房系肋间神经所过之处，若皮损主要位于乳房，则称为乳房带状疱疹。本病愈后可获得较持久的免疫力，故一般不会再发，极少数患者可多次发病，好发于成年人，老年人病情尤重。

【病因病机】

本病多由肝经郁火、脾经内湿致湿热内蕴，肝火、湿热搏结，又复感火热实邪，湿热蕴蒸阻于经络，气血痹塞不通则痛；火毒稽留血分，发为红斑；湿热毒邪稽留，气滞血瘀，故后遗神经痛；湿热不解，酿久成毒，迫及血分，循经而行，下注旁流，外渗肌肤，成为带状疱疹，或于眶上，或于颈旁，或于股间，然多在胁肋，属实证范畴。肝经郁热、脾虚湿蕴、气滞血瘀在本病的发病过程中起主要作用，也是发病的主要病机。

第十章　乳房皮肤病

【诊断依据】

一般根据病史及临床表现即可诊断。

1.病史

本病常见于中老年人,可因过劳、情绪波动、恶性肿瘤、免疫抑制剂治疗或器官移植等因素导致免疫力低下而诱发。皮疹出现前常先有皮肤疼痛、麻木、瘙痒和感觉异常,可伴有低热、少食、倦怠等症状。

2.临床表现

(1)发疹前可有轻度乏力、低热、纳差等全身症状,乳房皮肤自觉灼热感或者神经痛,触之有明显的痛觉敏感,持续1~3天,亦可无前驱症状即发疹。

(2)典型的皮损是患处先出现潮红斑,很快出现粟粒至黄豆大小的丘疹,簇状分布而不融合,继之迅速变为水疱,疱壁紧张发亮,疱液澄清,外周绕以红晕,各簇水疱群间皮肤正常;疱液初始透明,后变浑浊,重者可有血疱或坏死。经5~10天疱疹干燥结痂,病程一般2~3周,痂皮脱落后,遗留暂时性淡红色斑或色素沉着,愈后一般不留瘢痕。

(3)皮损沿某一周围神经呈带状排列分布,多发生在身体的一侧,一般不超过正中线。

(4)神经痛为本病特征之一,可在发病前或伴随皮损出现,老年患者常较为剧烈。

【诊断规范】

诊断依据参照2014年中华中医药学会皮肤科分会发布的《蛇串疮中医诊疗指南》(2014年修订版)。

诊断要点如下:

(1)病史 本病常见于中老年人,可因过劳、情绪波动、恶性肿瘤、免疫抑制剂治疗和器官移植等诱发。皮疹出现前常先有皮肤疼痛、麻木、瘙痒和感觉异常,可伴有低热、少食、倦怠等症状。

(2)临床症状 典型的皮损是发生于红斑基础上粟粒到黄豆大小、簇集成群的水疱,累累如串珠,周围绕以红晕,排列如带状,聚集一处或数处,疱群之间的皮肤正常。疱液初始透明,后变浑浊,重者可有血疱或坏死。经

5～10天疱疹干燥结痂,痂皮脱落后,遗留暂时性淡红色斑或色素沉着,愈后一般不留瘢痕。皮损好发于一侧胸胁、腰部或头面部,一般不超过正中线。患者自觉皮损局部疼痛明显,老年体弱者常常疼痛剧烈,常扩大到皮损范围之外,有的皮损消退后可遗留长期的神经痛。

【鉴别诊断】

需与热疮及其他疾病相鉴别。

(1)热疮 多发生于皮肤黏膜交界处;皮疹为针头大小到绿豆大小的水疱,疱壁薄,易破裂,常聚集一处;一周左右痊愈,易复发。

(2)其他疾病 若患者有乳腺恶性肿瘤病史,需与之鉴别。仔细追问病史,必要时可做病理活检。

【辨证论治】

1.肝经郁热证

证候:皮损鲜红,灼热刺痛。可伴有口苦咽干,心烦易怒,大便干燥,小便黄。舌质红,苔黄,脉弦、滑或数。

治法:清肝泻火,凉血解毒。

方药:龙胆泻肝汤(《医宗金鉴》)加减。龙胆草、黄芩、车前子、柴胡、通草、地黄、当归、栀子、泽泻。对于疼痛明显者,加延胡索、川楝子、乳香、没药;对于大便秘结者,酌加大黄;对于火毒重者,选加金银花、连翘、大青叶等。

2.脾虚湿蕴证

证候:皮损颜色淡红,疼痛或轻或重。可伴有渴不欲饮,食少腹胀,大便时溏。舌质淡胖,苔白,脉沉或滑或濡。

治法:健脾化湿,清热解毒。

方药:除湿胃苓汤(《医宗金鉴》)加减。苍术、厚朴、薏苡仁、陈皮、枳壳、炒白术、土茯苓、泽泻、茯苓、栀子、草薢、炙甘草等。对于疼痛明显者,加延胡索、川楝子、乳香、没药;对于不思饮食、腹胀便溏、脾虚症状突出者,酌加党参、山药、砂仁等。

3.气滞血瘀证

证候：皮疹减轻或消退后局部仍疼痛不已，难以忍受，并可放射至附近部位。可伴胸胁脘腹胀闷，或可扪及痞块，时散时聚。舌质淡或紫暗或有瘀斑，苔白或黄，脉弦涩或弦细。

治法：理气活血，通络止痛。

方药：血府逐瘀汤（《医林改错》）合金铃子散（《素问·病机气宜保命集》）加减。桃仁、红花、当归、川芎、白芍、丹参、郁金、王不留行、延胡索、川楝子、香附、柴胡、陈皮、枳壳、炙甘草等。对于疼痛明显者，加全蝎、乌梢蛇、蜈蚣等；对于不思饮食、腹胀便溏、脾虚症状突出者，酌加党参、山药、砂仁等；对于心烦失眠者，选加石决明、栀子、酸枣仁等；对于肢体沉重麻木者，酌加独活、防风、路路通等；对于气虚体弱者，酌加黄芪、党参、鸡血藤等。

4.阳虚毒瘀证

证候：病程较长，多见于年迈体衰者；皮损局部表现为灼热、疼痛不著，麻、痒、重着突出，可伴全身畏寒肢冷，口淡不渴，神疲乏力等症。舌质淡白胖嫩，或有齿痕，苔滑不燥，脉沉缓或沉细无力。

治法：温阳散寒，化瘀解毒。

方药：当归四逆汤（《伤寒论》）合瓜蒌散（《医学心悟》）加减。当归、桂枝、芍药、细辛、甘草、通草、丹参、瓜蒌、红花。对于气虚体弱者，酌加黄芪、太子参等；对于麻、痒、肢体重着明显者，加羌活、防风、僵蚕等；对于畏寒肢冷明显者，酌桂枝加量，加炮姜。

【外治方法】

以中医辨证论治为原则，根据不同的皮损情况选择应用不同的外治法。

（1）对于水疱、大疱皮损者，给予抽吸疱液，或刺破疱皮使疱液流出，脓疱给予清创处理，以减轻胀痛不适感。

（2）对于红斑、水疱、渗出皮损者，给予解毒祛湿中药湿敷，如以黄柏、马齿苋等清热解毒中药煎水后湿敷患处，或外搽双柏散、三黄洗剂。

（3）对于水疱、糜烂、渗出皮损者，皮损处使用青黛、大黄等清热解毒敛湿中药散剂外涂或中药油调敷，有坏死者用九一丹或海浮散换药；干燥结痂时则选用祛湿解毒且无刺激的中药油或软膏外敷。

【其他治疗】

1.针灸治疗

针灸治疗带状疱疹有效,临床应用广泛。发病初期有红斑、水疱时可选择刺络拔罐法、梅花针疗法、疱疹局部围刺法和火针疗法等;发病后期,无红斑、水疱时可选择电针法、梅花针疗法和火针疗法等。

2.西医治疗

(1)抗病毒药物　可选用阿昔洛韦、伐昔洛韦或泛昔洛韦。

(2)止痛药物　①抗抑郁药,主要药物有帕罗西汀、氟西汀、氟伏沙明、舍曲林等。②抗惊厥药,有卡马西平、丙戊酸钠等。③麻醉性镇痛药,以吗啡为代表的镇痛药物,可供选择药物有吗啡、羟基吗啡酮、芬太尼、二氢埃托菲、双氢可待因等。④非麻醉性镇痛药,包括曲马朵、乌头生物碱、辣椒碱等。

(3)糖皮质激素　本病应用糖皮质激素不是常规疗法,要注意其适应证。一般认为早期使用可减轻疼痛。对于老年体健患者,为预防后遗症神经痛,以及严重患者如出血型、坏疽型、泛发型,最好起病5～7天内应用,可以减轻炎症,减少带状疱疹后遗症神经痛。但也有资料提示,激素可延缓皮损愈合,对神经痛无效。

【预防调护】

(1)慎起居,注意休息,调畅情志,保持良好的精神状态,情绪开朗,心气调和,忌恼怒。

(2)生病期间忌食肥甘厚味及鱼腥之物,饮食宜清淡,多食用蔬果。

(3)皮损局部保持清洁干燥,防止继发感染。

【疗效标准】

参照中华医学会《临床诊疗指南:皮肤病与性病分册》(2006年版)。

痊愈:皮疹结痂,疼痛消失。

显效:皮疹大部分结痂,疼痛明显减轻。

有效：皮疹部分结痂，疼痛减轻。

无效：症状基本无变化。

【楼丽华名中医谈】

带状疱疹多为湿热淤滞、流窜经络所致，历代多以湿热立论，以湿热轻重分型论治，或以清热解毒为主，或以健脾运湿为重，确有效验。《现代中医治疗学》更是明确垂训——当"谨守疮家忌发汗之旨，若误用辛温发散，则病情迅速扩散加重"。因此，自古以来，无论是历史文献还是现行教材，对此病的治疗均罕见温法并将其列为禁忌。

然证之于临床，"阳虚毒瘀"亦时有所见。常因素体阳虚，或误治伤阳、正不胜邪、阳虚寒化而致毒瘀。此证候特点为：病程较长，多见于年迈体衰之人；全身有畏寒肢冷、口淡不渴、神疲乏力等症；局部表现为灼热、疼痛不著，麻、痒、重着突出；舌质淡白胖嫩，或有齿痕，苔滑不燥，脉沉缓或沉细无力。素体阳虚，复感湿热邪毒，或误治伤阳，以致阳虚不能逐邪于内，邪毒瘀阻经络不能透达于外，从而形成"阳虚毒瘀"之证。[5]此时尤当详辨疾病本质，若墨守成规，按图索骥，予以寒凉攻邪，必致阳气大伤、邪毒难除。其病机关键为邪瘀互结、阳虚毒瘀。故治疗自始至终可以温通阳气为法，当归四逆汤加减。其方本为血虚寒厥之"手足厥寒，脉细欲绝者"而设，此处借其温通之力以温阳散寒，养血通脉以治其本，酌加瓜蒌、红花、甘草，即《医学心悟》之瓜蒌散，专"治肝气躁急而胁痛，或发水泡"者，辨证配伍羌活、防风、白芷、赤芍、丹参、泽兰、僵蚕等温通发散、化瘀解毒之品，分治其标，黄芪益气托毒、活血利水。当疾病向愈时仍应不忘患者阳虚之体质，配以桂枝、炮姜温阳扶正，以善其后。医者临证，当师古不泥古，知常达变，审症求因，法随证立，根据疱疹分布、经络探查、临床表现、舌苔、脉象等细心辨证，确属阳虚毒瘀之时，大胆运用温通之法，往往可取得满意的疗效。

【文献选读】

(1)《诸病源候论·甑带疮候》(隋·巢元方)曰："甑带疮者缠腰生。此亦风湿搏于血气所生。状如甑带，因以为名。"

(2)《外科正宗·火丹第七十九》(明·陈实功)曰："火丹者，心火妄动，三焦风热乘之,故发于肌肤之表,有干湿不同,红白之异。干者色红,形如云片,上起风粟,作痒发热,此属心、肝二经之火,治以凉心泻肝,化斑解毒汤是也。湿者色多黄白,大小不等,流水作烂,又且多疼,此属脾、肺二经湿热,宜清肺、泻脾、除湿,胃苓汤是也。腰胁生之,肝火妄动,名曰缠腰丹,柴胡清肝汤。"

(3)《证治准绳·疡医》(明·王肯堂)曰:"或问缠腰生疮,累累如珠,何如?曰是名火带疮,亦名缠腰火丹。"

(4)《医学心悟》(清·程国彭)曰:"郁火日久,肝气燥急,不得发越,故皮肤起泡,转为胀痛。经云:损其肝者缓其中。瓜蒌为物,甘缓而润,于郁不逆,又如油洗物,滑而不滞,此其所以奏功也。"

(冯辉珍)

【参考文献】

[1]江涛,方先勇,朱玉秋,等.细胞病理学诊断乳腺 Paget 病的临床意义及其特征探讨[J].医学理论与实践,2010,23(7):780-782.

[2]李曰庆.中医外科学[M].2 版.北京:中国中医药出版社,2007:166-167.

[3]尚德俊,秦红松,秦红岩.外科熏洗疗法[M].北京:人民卫生出版社,2003:20.

[4]周冬梅,陈维文.蛇串疮中医诊疗指南(2014 年修订版)[J].中医杂志,2015,56(13):1163-1168.

[5]李曰庆,何清湖.中医外科学[M].9 版.北京:中国中医药出版社,2013:151-153.

第十一章　其他乳房疾病

楼丽华中医乳房病学

　　在临床上,尚有一些较少见的乳房疾病。本章重点讲述其中的乳头皲裂、乳房静脉炎及乳头脂肪坏死。乳头皲裂常发生于哺乳期女性,若不及时治疗,则往往会导致疾病进展,从而引发急性乳腺炎。乳房静脉炎是发生于乳房部的浅表性血栓性静脉炎,好发于30~50岁、肥胖且日常欠缺体力活动的女性。乳房脂肪坏死是一种少见的乳房良性疾病,多见于中青年女性,由于其临床表现与乳腺癌有相似之处,故应重视与乳腺癌的鉴别。

　　楼师长期致力于乳房病的临床研究和基础研究,在临床上倡导以清热解毒的方法治疗这类乳房疾病,且在临床实践中已证明该治疗方式效果显著。

第一节　乳头皲裂

　　乳头皲裂,又称"乳头破碎",是指乳头及乳晕部位出现大小不等的皮肤裂伤,严重者甚至破裂出血的乳房疾病。中医文献中多称之为"乳头风"。本病常发生于哺乳期妇女,且初产妇多于经产妇。临床上本病主要以乳头、乳晕处皮肤破裂或糜烂,痛如刀割,反复发作为特点。乳头皲裂时疼痛,国内产妇乳头疼痛占78%,多发生在产后24~72小时。[1]此外,乳头破损或皲裂时,细菌沿淋巴管入侵,乳汁淤积在乳房中不能及时排出,有利于入侵细菌的生长繁殖,均是急性乳腺炎发病的主要原因。[2]

【病因病机】

中医学认为,女子乳房属足阳明胃经,乳头属足厥阴肝经,乳头皲裂多因情志不调,暴怒或者抑郁伤肝,肝经失于疏泄,郁久化火,或肝经湿热蕴结,外发于乳头而成。《疡科心得集·辨乳痈乳疽论》曰:"乳头风,乳头干燥而裂,痛如刀刺,或揩之出血,或流黏水,或结黄脂。此由暴怒抑郁,肝经火邪不能施泄所致,胎前产后俱有之。"

另外,也有医家指出不良的饮食习惯亦可导致乳头皲裂。《外证医案汇编·乳胁腋肋部·乳痈》曰:"乳裂,愈而复发,发而仍愈,小儿吹奶,痛如针刺,乃肝胃受热之故。"

概括其病因病机主要有:

(1)外感邪毒　产妇先天禀赋不足,乳头发育不良,凹陷或过短或过小,强力吮吸而致乳头破损;或乳头皮肤娇嫩,不耐长期乳汁及小儿唾液浸渍,湿烂而裂;或小儿出牙时吮乳咬破乳头;或产妇哺乳方法不当,小儿易咬破乳头皮肤而使邪毒内侵。

(2)肝郁胃热　产妇素体肝火旺盛,又因情志内伤,暴怒或抑郁伤肝,肝气失于疏泄,郁而化火,或平素恣食肥甘厚腻,致中焦脾失健运,脾胃积热,肝胃湿热蕴结,熏蒸乳头皮肤而发为本病。

(3)气血亏虚[3]　妇人素体虚弱,或新产后失血过多,气随血脱,以致气血俱虚,乳头失于濡养,而乳汁为气血所化,乳汁分泌不足,小儿吮吸困难而强力吮咂以致乳头损伤。

【诊断依据】

1.临床表现

(1)乳头、乳颈或乳晕部的皮肤表面形成大小不等、深浅不一的裂口或溃疡,上皮浸软之后则表现为糜烂状,分泌脂水。

(2)乳头、乳颈等患处皮肤裂口分泌脂水,脂水干结后形成黄色痂皮,伴有干燥性疼痛。小儿吮吸乳头时,痛如刀割,难以承受。

（3）乳头裂口多呈环形或者垂直形,乳头基底部多为环形,若裂口较深时,乳头可部分脱落;乳头顶部多为垂直裂口,严重时则乳头会分为两半。

（4）本病患者常常伴有先天乳头凹陷或乳头过短、过小等发育不良问题。

（5）乳头破裂后,产妇常因哺乳时疼痛剧烈而拒绝授乳,易使乳汁分泌减少或者乳汁郁积,而继发急性乳腺炎。

（6）引发乳头炎时,可致乳头溃烂。引发乳晕炎时,可致乳晕肿痛溃烂。又因乳汁或婴儿唾液的浸渍,易并发乳房湿疹,出现脂水淋漓、痛痒交作等表现。

2. 实验室检查

（1）血常规检查　乳头皲裂治疗不当继发急性乳腺炎时可能见白细胞计数及中性粒细胞计数升高。

（2）CRP 检测　CRP 检测在继发急性乳腺炎时期,较白细胞计数检测更敏感、结果更稳定。CRP 可见在数小时迅速增高,且随病情好转而迅速下降至正常。

【鉴别诊断】

乳头皲裂需与乳头湿疹样癌及乳头湿疹相鉴别。

（1）乳头湿疹样癌　①乳头皲裂和乳头湿疹样癌虽均可见到乳头和乳晕部皮肤糜烂、结痂等表现,但前者多见于初产妇的哺乳期;而后者多见于非哺乳期妇女,伴有乳头表皮脱屑。②两者均可有乳头凹陷的表现,但乳头皲裂为先天发育畸形,乳头湿疹样癌是在疾病后期出现乳头回缩或者固定。③乳头皲裂虽痛如刀割、反复发作,但停止哺乳后有自愈倾向;乳头湿疹样癌经年不愈,并且随着病程发展,乳头会部分或全部烂掉,形如破莲蓬,四周坚硬,皮色紫暗。④乳头湿疹样癌约有 2/3 的患者可在乳晕附近或乳腺其他部位摸到肿块;乳头皲裂因疼痛拒绝哺乳导致乳汁淤积过久而可触及肿块。⑤乳头溢液涂片检查及组织病理学检查有助于诊断。

（2）乳头湿疹　乳头湿疹和乳头皲裂均可见于哺乳期妇女,前者表现为乳头、乳晕部出现群集的丘疹、水疱、疱疹,皮肤基底潮红,表面糜烂、结痂、瘙痒、脱屑,有慢性、亚急性和急性之分,但无痛及溃疡形成。

【辨证论治】

1.乳头皲裂期

乳头皲裂初期以外治为主,一般无须内治,但若不及时治疗,后期可因乳汁淤积而继发急性乳腺炎,此时应配合内治进行治疗。

2.乳汁淤滞期

证候:患侧乳头皲裂,哺乳时乳头刺痛,并出现硬块(或无硬块),乳汁排出不畅,乳房局部肿胀疼痛,皮色不红或微红,伴有发热、寒战、头痛骨楚、食欲不振等全身症状。舌红,苔薄黄,脉弦数。

治法:温散通乳。

方药:阳和汤(《外科证治全生集》)加减。白芥子、熟地、穿山甲、炮姜炭、鹿角片、麻黄、桂枝、甘草、王不留行、路路通、丝瓜络。对于恶寒重者,加荆芥、防风;对于乳头奇痒难忍或糜烂者,加白鲜皮、地肤子;对于产后恶露未尽者,加益母草、当归;对于便秘者,加制大黄、火麻仁。

【外治方法】

在每次哺乳前后均先用淡盐水清洗乳头,哺乳结束清洗乳头后选用蛋黄油、西瓜霜喷剂、锡类散涂抹于患侧乳头。

目前国内较广泛应用于乳头皲裂的外用制剂为油剂、乳膏剂和中药配方,国外应用最普遍的则为纯羊毛脂软膏[4]。现举例如下。

(1)小磨麻油[5]　哺乳后,用干净纱布蘸取小磨麻油并均匀涂抹在乳头及其周围皮肤,敷3分钟。小磨麻油是一种高级食用油,富含自然抗氧化剂维生素E,具有维护上皮组织、促进局部血液循环、修复组织的作用。

(2)维生素E[6]　将天然维生素E胶丸外涂在乳头裂口表面,每次1粒。哺乳前清洗乳头,挤出几滴奶再哺乳。维生素E具有促进毛细血管增生、改善周围血液循环、加速人体新陈代谢、促进伤口愈合、减少瘢痕与色素沉着的作用。

(3)高纯度羊毛脂乳膏[7]　高纯度羊毛脂乳膏是一种低过敏性、低杀菌浓度的无水化合物,其在乳头表面形成一层自然湿润的表皮湿化抑菌的保护膜,避免创口感染,并促进上皮细胞生长,利于创口愈合。

(4)生肌玉红纱条[8]　其成分主要有当归、白芷、紫草各 100g,甘草 50g,血竭、轻粉各 30g,麻油、蜂蜡适量。患侧局部用生肌玉红纱条换药治疗,每 6 小时换药 1 次,外用无菌纱布敷料固定。其中,当归、白芷具有消肿止痛、排脓生肌之功;紫草凉血解毒;甘草可解毒,缓和药性;血竭、轻粉能生肌敛疮。故生肌玉红纱条具有活血止痛、润肤生肌之效。

(5)双黄油[9]　将 20g 大黄、50g 白芷、50g 黄柏研细后,放入煮沸麻油内,过滤去杂质。每次哺乳后用消毒棉签蘸取涂抹患处。大黄泻下攻积,清热泻火,对多种革兰阳性和阴性细菌均有抑制作用。黄柏清热解毒,退热除蒸,具有止血及广谱抑菌作用。白芷具有解痉止痛及广谱抑菌作用。以上三味以麻油制成双黄油剂,则有清肝泻火、解毒润燥、抗菌止痛、促进创面愈合的功效。

【其他治疗】

可采用梅花针治疗。

穴位:乳头裂(乳中)、太冲。手法:乳头常规消毒后,手持梅花针,针尖对准乳头裂,均匀而有节奏地应用腕力灵活叩刺,一轻一重交替叩刺,视盘裂浅深,采取轻度或重度手法,至乳头裂部位微微出血为度;再叩刺双侧太冲微微出血即可。[10]

【预防调护】

(1)先天性乳头轻度凹陷、平坦,经牵拉易出者,应该经常牵拉乳头进行矫正。

(2)妊娠 5 个月后,应常用热毛巾擦洗乳头,使乳头皮肤变厚,富有弹性,经得起婴儿的吮吸。

(3)教导产妇掌握正确的哺乳技巧,在哺乳时尽可能让婴儿含住大部分乳晕,同时让产妇保持舒适的体位和姿势。若因特殊原因需要中断哺乳或结束哺乳时,应用示指轻轻按压婴儿下颌,轻柔、温和地中断吸吮,不可强行牵拉乳头。每次一侧乳房喂哺时,应把时间控制在 15～30 分钟内,并及时纠正婴儿含着乳头睡觉的不良习惯。

(4)根据产妇不同个性特征采取不同的护理方法,向产妇详细全面地介绍母乳喂养对婴儿及产妇的益处,并鼓励产妇提高其进行母乳喂养的信心,避免引起不良的情绪波动。

(5)对于乳头皲裂程度较重或婴儿吮吸时疼痛剧烈者,应暂停哺乳,先用吸奶器吸出乳汁间接哺乳,待裂口愈合后再继续进行哺乳,便可避免中断母乳喂养。乳头皲裂后要随时保护乳头,保持乳头清洁,也要注意婴儿口腔卫生。

(6)忌食辛辣刺激、肥甘厚腻等助阳化火之品,多食新鲜蔬菜、水果和高蛋白食物。

【楼丽华名中医谈】

《黄帝内经》提及"足阳明胃经,行贯乳中;足厥阴肝经上膈,布胸胁绕乳头而行……",论述了乳房的经络归属;"男子乳头属肝,乳房属肾;女子乳头属肝,乳房属胃",则可看出女子乳房与肝、胃二经密切相关。高锦庭在《疡科心得集》中谈及"乳头风,乳头干燥而裂,痛如刀刺,或揩之出血,或流黏水,或结黄脂。此由暴怒抑郁,肝经火邪不能施泄所致",可知产妇因情志内伤,暴怒或抑郁伤肝,肝气郁结,肝经不得疏泄,郁久化火而发为本病。或因产妇嗜食肥甘厚味,运化失司,脾胃积热,肝胃湿热蕴结,外发于乳头皮肤而成本病。乳头皲裂一般以外治便可收功,若未及时治疗,因疼痛拒绝授乳,乳汁淤滞过久便引发急性乳腺炎。此时应运用温通之法,温阳通络,化痰散结。方用阳和汤加减,熟地不但可滋阴补血、填精益髓,还可通血脉、温肌腠;麻黄温通发散,外宣透皮毛腠里,内深入积痰凝血;鹿角片温肾助阳,补益精血;炮姜温肌肉,入营血;桂枝温通血脉,和营通滞;白芥子消皮里膜外之痰;路路通、丝瓜络通乳活络;王不留行、穿山甲通乳散结止痛。

外治选用蛋黄油、西瓜霜或锡类散涂抹皲裂乳头。蛋黄油,性平,味甘,具有解毒消肿、敛创生肌之效。涂药后,创面有清凉感,疼痛减轻,促进裂口迅速愈合。西瓜霜具有清热解毒、消肿止痛的功效。而锡类散则有清热解毒、生肌祛腐、收敛创面之功。这些制剂来源广泛、简便,价格便宜,且在临床上运用方便,故推荐选择这类制剂。国内对乳头皲裂的治疗方法较多,油剂、乳膏剂及中药类应用较为广泛,但以上部分制剂在治疗中需中断哺乳,且多数制剂以油为辅料,使用后对清洁乳头多有不便,影响哺乳。因此,乳头皲裂有待进一步优化治疗方案并规范治疗方法。

第十一章 其他乳房疾病

【文献选读】

(1)《疡科心得集·辨乳痈乳疽论》(清·高秉钧)曰:"乳头风,乳头干燥而裂,痛如刀刺,或揩之出血,或流黏水,或结黄脂。此由暴怒抑郁,肝经火邪不能施泄所致,胎前产后俱有之。内服加味逍遥散;外以白末,乳汁顿熟调敷。"

(2)《外证医案汇编·乳胁腋肋部·乳痈》(清·余景和)曰:"乳裂,愈而复发,发而仍愈,小儿吹奶,痛如针刺,乃肝胃受热之故。虽为小恙,治之非易。"

(潘凌芝)

第二节　胸壁静脉炎

胸壁静脉炎,也称 Mandor 病,是女性常见疾病之一,多发于中青年女性乳房浅表部位,是由胸壁静脉及胸腹壁静脉交通支发生血栓性静脉炎和周围炎症而引起的疾病。一般没有严重的临床症状,可能出现胸壁及腋窝疼痛,可能触及侧胸壁至腋窝的条索状物,可延及脐部上方。

楼师长期致力于乳腺病的诊治和研究,在多年的临床实践中积累了为数不少的胸壁静脉炎的病例,其治疗经验确切有效。

【流行病学】

目前,胸壁静脉炎的研究多为个案和短篇报道,缺乏系统的流行病学调查。该病整体发病率较低,故未得到充分重视。国外有研究报道其发病率在 $0.5\%\sim0.8\%$。[11]

【病因病机】

胸壁静脉炎的病因尚不明确,部分学者[12]认为与静脉的直接损伤、压迫引起的血流停滞、血栓形成有关,发病前多有外伤或乳房手术、切开排脓、局部压迫、上肢过度活动、各类感染性疾病、肥胖下垂型乳房穿戴胸罩过紧、类风湿性关节炎等病史;或与血液高凝状态有关[13];也有报道认为可能与遗传性C蛋白和抗心脂抗体及S蛋白缺乏相关[14-16]。

中医学认为,风寒湿邪乘虚侵袭机体,伤及脉络,气滞血瘀,久而化热,湿热蕴结,瘀血阻络[17],瘀血内停,导致脉络不通,则见乳房疼痛,血脉凝滞,卫气不得复返,而见形成条索状肿物,痛处固定不移。

【诊断依据】

1.临床表现

多表现为单侧或双侧乳房皮下,沿乳房侧缘横过肋缘伸向腹壁出现宽1~3mm、长短不一的条索状肿物,质地略硬,可与皮肤粘连,皮肤表面炎症并不显著。[18]牵拉条索状肿物两端时可出现一条皮肤凹陷性浅沟,可有轻度自发痛、压痛或牵拉痛,部分患者缺乏自觉症状,只于检查时发现。多有局部外伤或手术史。

2.实验室检查

(1)血凝检验　本病发生常伴有血液高凝因素,但少有阳性表现,血小板和凝血状态多为正常。[19]

(2)风湿及类风湿因子检测　伴有风湿或类风湿疾病的患者可有相应因子的增高。

3.辅助检查

(1)组织病理学检查提示为非特异性血栓静脉炎。

(2)通过乳腺钼靶摄片可以观察到局限的浅表管状致密影,与浅表压痛条索状肿物一致。

(3)彩色多普勒超声检查可见因血栓而膨胀的浅表静脉显著扩张,呈多处狭窄的管状无回声结构,状如串珠,无彩色血流,循行部位与浅表血栓静脉相一致,静脉再通后可采用彩色多普勒超声观察复通后的血流,便于复诊。

【辨证论治】

中医将胸壁静脉炎即乳房部浅静脉炎归为恶脉。

证候:沿浅静脉走行及其周围组织突发红肿、灼热、疼痛,牵拉为甚。舌红,苔薄黄,脉弦数。这是风寒湿邪,或局部外伤侵袭机体,伤及脉络,脉中气血受阻,血瘀气滞,日久化生为热,湿热搏结,瘀于脉管,不得宣畅,而成的湿邪热毒之病。

治法:以清热解毒、活血通络为主。

方药:五味消毒饮加减主之。金银花、野菊花、紫花地丁、蒲公英、紫背天葵、桃仁、红花、王不留行;亦可随证加入川芎、牡丹皮、柴胡、桔梗、丹参、赤芍等。

【外治方法】

以五味消毒饮煎汤口服所余药渣,再煎为热汤,用毛巾蘸药液热敷患处,每天 1～2 次,每次 15～20 分钟。15 天一个疗程,共计 2～4 个疗程。

【其他治疗】

(1)该病一般有自愈倾向,应注意避免损伤,必要时给予热敷或口服吲哚美辛、阿司匹林等药物以对症治疗。

(2)微波治疗。[20]采用微波治疗仪,在常温下照射仰卧位患者的乳房病变部位。

【预防调护】

患者宜卧床休息,清淡饮食,忌食辛辣食物,杜绝烟酒。医护人员应积极开导患者配合治疗,调畅情绪。

【疗效标准】

综合疗效参照林毅等[21]编写的《现代中医乳房病学》。

治愈:病变静脉恢复正常弹性,血流恢复通畅,疼痛及局部条索状肿物消失。

有效:疼痛消失,但局部条索状肿物未完全消失。

缓解:疼痛减轻,局部条索状肿物未消失。

无效:病变静脉无任何改变,症状及体征未消失,疼痛压痛不缓解。

楼师认为，胸壁静脉炎属于中医学"脉痹""恶脉""胸痹"等范畴，《素问·痹论篇》有"痹在于脉则血凝而不流"。汉代张仲景在《金匮要略·胸痹心痛短气病脉证治第九》中第一次提出了"胸痹"之名，"夫脉当取太过不及，阳微阴弦，即胸痹而痛"。隋代巢元方在《诸病源候论·胸痹候》中谈到胸痹成因时认为："因邪迫于阳气，不得宣畅，窒瘀生热。"本病多由情志不畅，肝气郁结，复感寒湿外邪；肝胆湿热；或外伤、染毒，经脉创伤，气血瘀滞，瘀血阻塞脉道所致，"脉中血流不畅，则血脉凝结而痛"。

发病时，浅静脉为一硬索条，可有自发痛。触痛或牵拉痛，一般称为"脉痹"。沿浅静脉走行及其周围组织突发红肿、灼热、疼痛，属静脉曲张并发症者，多称为"恶脉"。无静脉曲张病史者，可称为"血瘀"。《肘后备急方》曰："恶脉病，身中忽有赤络脉如蚓状。""皮肉卒肿起，狭长赤痛名。"如患者一侧胸壁皮下出现硬性条索状物，长达 15～40cm，有针刺样疼痛，皮肤上有紧迫感。硬性条索状物与皮肤粘连，用手压紧硬性物的两头，使皮肤拉紧时，皮肤上可出现一条凹陷浅沟。因肝性条达，肝经布于两胁，肝气郁结，失于疏泄，加之肝经损伤，脉络受阻，气血淤滞经络而成"胸痹"之症。楼师从事临床工作数十年，在治疗胸壁静脉炎上颇具心得，治疗以清热解毒、活血通络为主，内服五味消毒饮加减金银花、野菊花、紫花地丁、蒲公英、紫背天葵、桃仁、红花、王不留行。方中金银花、野菊花为君药，立意疏散清热，以其寒凉之性清泻血中热毒，芳香透达，轻清宣散之力透血分之邪外达而解；以凉血消肿之紫花地丁为臣药，治疗胸壁静脉炎之红肿热痛；又佐以蒲公英、紫背天葵消肿散结；桃仁、红花、王不留行活血通络，数药并用，肿痛自消，脉络通畅。[22]亦可随证加入川芎、牡丹皮、柴胡、桔梗、丹参、赤芍等。

【文献选读】

《肘后备急方》（东晋·葛洪）曰："恶脉病，身中忽有赤络起如蚯蚓状，此由春冬恶风入络脉之中，其血瘀所作。"

（沃立科）

【参考文献】

[1] 陈润, 买文丽, 田娜. 产妇发生乳头皲裂的原因分析及预防对策[J]. 现代预防医学, 2007, 34(20): 3889-3890.

[2] 吴在德, 郑树. 外科学[M]. 6 版. 北京: 人民卫生出版社, 2003: 85-87.

[3] 马玉聪, 朱颖, 张龙梅. 中药配合外治法治疗乳头皲裂[J]. 长春中医药大学学报, 2010, 26(2): 206-207.

[4] 徐东梅. 乳头皲裂外治制剂概述[J]. 山西中医, 2013, 29(7): 55-58.

[5] 王海荣, 陈宁, 李海玲. 小磨麻油外涂预防产后乳头皲裂[J]. 天津护理, 2007, 15(5): 302.

[6] 文艳, 吴慧萍, 王慧民. 维生素 E 治疗乳头皲裂的疗效观察[J]. 中国民族民间医药, 2010, 4(7): 97-98.

[7] ABOU-DAKN M, FLUHR J W, GENSCH M, et al. Positive effect of HPA lanolin versus expressed breastmilk on painful and damaged nipples during lactation[J]. Skin Pharmacol Phys, 2011, 24(1): 27-35.

[8] 沈敏娟, 钱华. 生肌玉红纱条治疗乳头皲裂 40 例[J]. 中医外治杂志, 2009, 18(3): 8-9.

[9] 蔡宁. 双黄油治疗乳头皲裂 110 例[J]. 实用中医药杂志, 2001, 17(7): 38-39.

[10] 胡兴明, 于学峰. 梅花针治疗乳头皲裂 226 例[J]. 中国针灸, 2006(1): 14.

[11] SHETTY M K, WATSON A B. Mondor's disease of the breast: sonographic and mammographic findings[J]. Am J Roentgenol, 2001, 177(4): 893-896.

[12] 郭美琴, 王晋峰, 姜军. Mondor 病[J]. 中国实用外科杂志, 2005, 25(5): 316-317.

[13] 王孝飞. 解毒化瘀汤内服与外敷方治疗血栓性浅静脉炎 65 例[J]. 陕西中医, 2006, 27(12): 1517-1518.

[14] ISIL G B, EKREM A, ESIN E U, et al. Mondor's disease of the breast[J]. Eur J Radio, 2003, Extra(46): 11-13.

[15] PAPPPO I, WESSERMAN L, STAHL-KENT V, et al. Mondor's

disease of the axilla:a rare complication of sentinel node biopsy[J]. Breast J,2004,10(3):253 - 255.

[16] de GODOY G M,GODOY M F,BATIGALIA F,et al. The association of Mondor's disease with protein S deficient:case report and review of literature[J]. J Thromb Thrombolysis,2002,13(3):187 - 189.

[17]侯富利,王利生.中西医结合治疗血栓性静脉炎 32 例[J].现代中西医结合杂志,2001,10(14):1345 - 1346.

[18]顾伯华.实用中医外科学[M].上海:上海科学技术出版社,1985:223 - 224.

[19]MAYOR M,BURON I,MORA JCD,et al. Mondor's diasease[J]. Int J Dermatol,2000,39(12):922 - 925.

[20]方芳.中药配合微波治疗乳房静脉炎 30 例[J].广西中医药,2012,35(1):20.

[21]林毅,唐汉钧.现代中医乳房病学[M].北京:人民卫生出版社,2003.

[22]楼丽华,吴越,赵虹.五味消毒饮加味治疗 Mondor 综合征 34 例[J].中医杂志,2004,45(2):127.